피부에 헛돈 쓰지 마라

합리적인 의사 함익병의 경제적인 피부 멘토링

피부에 헛돈 쓰지 마라

함익병·옥지윤 지음

중앙books

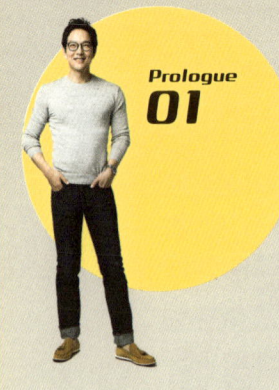

Prologue 01

'비용 대비 효과'적으로, 그리고 합리적으로 아름다워지기

: 함익병

> 사람은 자신이 확실히 아는 것들에 대해 세상에 알리고 싶어 합니다. 때문에 각 분야 전문가들은 저서나 방송 등 각종 매체를 통해 이를 전하고자 하지요. 그렇다면 그 주장이 과학적이고 객관적이면 좋은데, 대개 과학적 진실은 무미건조하고 재미가 없어서 대중들에게 큰 인기가 없습니다. 그래서 대중에 영합하는 말을 하게 되는지도 모릅니다. 때로는 지나친 과장을 하거나 근거가 부족한 속설을 들어서 대중들의 시선을 끌려고 합니다. 소위 '낚시'라는 걸 하게 되는데, 적어도 한 분야의 전문가라면 이런 낚시질로 대중의 눈길만 끌어서는 안 되겠죠. 많은 사람을 짧은 시간 동안 속일 수는 있습니다. 한 사람을 오래도록 속일 수도 있습니다. 하지만 많은 사람을 오랫동안 속일 수는 없습니다. 때문에 인터넷이나 일부 언론 매체 등에서 말도

안 되는 얘기들이 정설처럼 떠돌다가도 시간이 지나면 그 주장은 거짓 또는 과장이었고, 의도된 조작이었음이 밝혀지는 경우를 종종 보게 되는 거겠죠.

이 책을 통해 저도 피부과 전문의로서 세상을 향해 하고 싶은 이야기를 하게 될 것입니다. 특히 돈이면 안 되는 것이 없다고 생각하는 부분에 대해서요. 진료실에서 만나는 환자들 중에는 여전히 고가의 레이저 시술만을 맹신하고 이를 통해 무조건 좋은 피부로 가꿀 수 있다고 오해하는 이들이 꽤 많습니다. 레이저 치료에 큰돈을 투자한 만큼 큰 효과까지 기대하는 마음이겠지요. 하지만 이건 헛된 기대입니다. 피부 질환이든 미용적인 문제든 다 원인이 있고 그에 따른 적절한 약제를 사용하여 치료하는 것이 원칙이며, 이 원칙에 따라야 좋은 치료 결과를 기대할 수 있습니다. 즉, 피부 건강은 정확한 정보, 합리적인 판단, 그리고 '제대로 된' 돈으로 얻을 수 있다는 거죠.

지난 20년 동안 하루에 20명, 1년이면 최소한 새로운 환자를 5,000명 가까이 만났다고 하면, 지금까지 피부과 환자로 만난 사람만 10만 명은 될 겁니다. 그렇게 피부과 전문의로 진료하면서 경험한 것들을 바탕으로 있는 그대로, 느낀 그대로를 쓴 글이니 그리 허황된 얘기는 아님을 자부합니다. 저의 책을 읽고 많은 분들이 합리적인 비용으로 건강하고 아름다운 피부를 오래오래 유지할 수 있다면, 저에겐 큰 보람과 기쁨이 될 것입니다. 무엇보다 피부로 인해 스트레스 받지 않고, 내 피부를 인정하고 받아들이면서 매 순간 삶 안에서 행복을 찾아가시길 바랍니다.

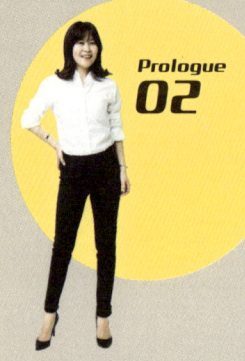

Prologue 02
건강한 아름다움, 바르고 합리적으로 시작하기

: 옥지윤

> 긴 시간은 아니었지만 잡지사에서 '공부하는 뷰티 기자'라는 컨셉트를 정하고 피부와 화장품을 열심히 연구, 공부했던 때가 있었습니다. 취재거리가 정해질 때마다 세세하게 질문지를 작성해 과학적으로 근거가 확실한 답을 찾아 다녔고, 하루에도 몇 개씩 배달되어 오는 화장품 신제품을 하나도 빼놓지 않고 테스트해보려는 욕심도 많았습니다. 그리고 2011년, 결이 고운 피부를 지닌 고현정씨를 만나, 여배우가 타고난 아름다움을 유지하기 위해 피부를 어떻게 대하고 또 삶 전체에서 스스로 어떤 노력을 기울이는지 가까이서 직접 볼 수 있었습니다. 그러면서 그 전까지는 그저 닦고 바르고 두드리는 대상에 불과했던 피부가, 처음으로 소중하게 대해야 할 또 다른 나처럼 느껴졌고, 피부는 저에게 더 알고 싶고, 제대로 만나고 싶은 대상이 되어갔습니다.

그러는 사이 함익병 원장님과 함께 피부에 관한 책을 써 보는 게 어떻겠냐는 제안을 받았습니다. 평소 함익병 원장님이 나오는 여러 프로그램을 즐겨 보면서 직설적이지만 논리적인 의견 개진에 관심을 두고 있던 참이었습니다. 과연 이분이 진료실 밖에서 피부 이야기를 한다면, 어떤 이야기를 들려주고, 여러 고민들에 관해 어떤 해결책이 있을지 궁금했습니다. 그래서 바로 인터뷰를 하겠다고 했습니다.

함 원장님과 몇 차례 만나는 동안 생각지도 못하게 그분의 말투가 입에 배어 버렸습니다. 가장 자주 들은 것이 "그게 잘못된 거예요", "그럴 필요가 없다는 거죠", "쓸데없는 짓을 한 거죠", "기대하지 않으면 됩니다"입니다. 고개를 끄덕이면서도 한편으로는 자꾸만 기존의 생각으로 돌아가려 하는 저를 책망할 때는 "조금만 생각해보면 알 수 있다니까요(생각을 해보라는 거죠)", "그것도 생각이 틀렸다는 거예요"라 하셨고, 저의 비합리성에 강하게 반발할 때는 "미친 소리죠", "과학적이지 않다는 거죠(개연성이 떨어진다는 거죠)"라는 말을 자주 하셨습니다. 그보다 경제 관념 없이 살고 있는 제가 가장 많이 들은 말은 "비용 대비 효과", "욕심이 화를 부른다"였고요.

그래서 그분의 말투를 있는 그대로 살리기로 했습니다. 그리고 인터뷰 녹음 파일을 성실히 녹취해 원고로 옮겼습니다. 이렇게 되면 1시간짜리 녹음 파일을 한 2~3시간은 들어야 하는데, 한 번에 보통 5~7시간씩 인터뷰가 이어지곤 했으니 귀에 딱지가 앉는 게 당연하지 않았을까요? 그리고 일련의 인터뷰를 들으면서 깨달았습니다. 맨 처음 만난 자리에서 원장님의 목소리는 마치 멍한 학생을 깨우려고 다그치듯이 매우 격앙돼 있었고, 표현이 꽤 거칠었습니다. 두 번째, 세 번째 인터뷰에서는 목소리의 톤은 다소 누그러졌지만 여전히 표현은 날카롭고 앞의 수위 높은 유행어가 반복됐습니다. 그러나 인터뷰가 이어져갈수록 목소리는 부드러워지고 설명은 어려운 공식을 아주 쉽게 풀어서 가르치듯이 편안해졌습니다. 하루는 이런 변화를 이야기했더니 "처음 만난 사람들, 한 번 볼 사람들까지 귀 기울여 듣게 하려면 처음에는 어쩔 수 없다"는 대답이 돌아왔습니다. 독자분들도 그러실지 모르겠습니다. 처음 읽을 때에는 다소 당황스럽고, 불편하고, 거칠게 느껴질 수 있지만, 읽으면 읽을수록 명쾌하고 쉽고, 마음이 편해지리라 믿습니다.

제가 론칭에도 참여했었던 월간지 〈싱글즈〉는 뷰티 기사가 강한 잡지입니다. 〈싱글즈〉가 주최하는 〈싱글즈 뷰티 세미나〉는 대규모 독자 리서치와 인사이트 개발로 유명한데, 특히 〈제8회 싱글즈 뷰티 세미나〉에는 대한민국 여자들의 뷰티 라이프가 잘 소개되어 있습니다. 6,232명의 설문 대상자 중 25~30세가 57%, 31~39세가 45%를 차지하고 있었는데, 나이대별로 여성들은 여드름과 건조함, 탄력 저하를 경험한다고 답했습니다. 화장품을 구매하는 이유는 평소 꼭 필요했던 제품이라는 의견보다 '호기심에 한 번 꼭 써보고 싶어서'라는 대답이 전체 64%로 1위를 차지했습니다. 화장품 구입비용이 소득의 10~20%라는 대답이 42%, 30% 이상은 37%, 그중에서도 50% 이상이라는 대답도 2%나 됐습니다. 피부 고민을 해결하는 방법 중 피부과 의사와 상담한다는 대답은 단지 9%에 불과했지만 인터넷에서 피부 고민을 해결하는 방법을 검색한다는 의견은 23%나 되는 것이 흥

미로웠습니다. 이런 조사 결과를 보면서 피부와 화장품을 공부하고 그 분야에서 계속 일을 하고 있는 사람으로서 저는 이번 기회에 우리 모두가 피부에 대해서도, 화장품에 대해서도 제대로 알고 이해하게 되는 계기가 되면 좋겠다고 생각합니다. 피부는 나를 보여주는 '나'이고, 화장품은 여자들의 고민을 들어주고 소통하며 때론 환상과 위안을 주는 가장 좋은 친구라고 생각하기 때문입니다. 그래서 합리적으로, 건강하게, 서로 만족하면서 사귀는 사이가 되면 좋겠습니다.

그래서 이 책은 이제 막 10대가 된 제 딸아이에게 미리부터 읽히고 싶은 책입니다. 학업과 진로에 대한 고민으로 피부가 거칠어진 20대에게 "괜찮아, 트러블이 나니까 청춘이야"라는 위로 대신 그냥 넌지시 건네주고 싶은 책입니다. 처음으로 피부 노화를 마주한, 어찌할 바를 몰라 지갑부터 열고 보는 30대 동생들에게 권하는 책입니다. 그리고 나이가 들어간다고 실망하고 자꾸만 움츠러드는 30대 마지막 봄을 막 지난 제 친구들에게 선물하고 싶은 책입니다. 20~30대 피부로 돌아가고픈 40대 이상 분들께도 이 책을 통해 '노화에 담대한 마음가짐'을 전하고자 합니다. 마지막으로 피부에 많은 돈을 투자했지만 그만한 효과를 거두지 못해 좌절하고 있는 분들에게 그 어떤 것에도 휩쓸리지 않는, 가장 합리적인 피부 관리 노하우를 전하고자 합니다.

Contents

PROLOGUE 01   '비용 대비 효과'적으로, 그리고 합리적으로 아름다워지기   **004**
_ 함익병

PROLOGUE 02   건강한 아름다움, 바르고 합리적으로 시작하기   **006**
_ 옥지윤

CHAPTER 1
Skin
피부, 제대로 알기

01 피부의 특성은 유전적으로 결정된다   **019**
     그대로 받아들이는 것이 먼저
02 피부, 당신이 입고 있는 가장 섬세한 외투   **025**
03 건강한 피부 vs. 아름다운 피부   **030**
04 피부는 위아래가 다르다, 가슴 아래는 누구나 건성   **034**
05 피부는 흡수 기관이 아니라 방어 기관   **038**
06 피부 경제, 돈 쓴 만큼 예뻐질까?   **041**
07 수면, 식사, 스트레스, 3가지면 다 설명된다   **051**

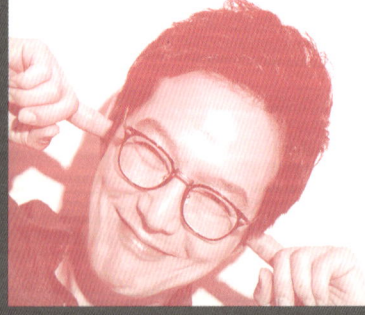

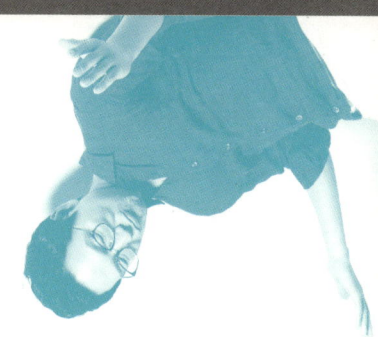

CHAPTER 2
Skin-Ship
피부와 바른 관계 맺기

01	잘못된 인과관계의 오류	061
	기름진 음식이 정말 여드름을 유발시킬까?	
02	의도 확대의 오류	067
	비타민 화장품은 정말 미백 효과가 클까?	
03	흑백 논리의 오류	073
	피부 약의 부작용은 심각한가?	
04	원칙 혼동의 오류	078
	얼굴과 달리 몸은 왜 때수건으로 밀까?	
05	잘못된 상식의 오류	088
	땀구멍은 정말 줄여야 하는 것인가?	

CHAPTER 3
Skin-Telling
질환으로 살펴보는 피부 이야기

✱ 피부과 가는 이유 No.1 여드름

01	믿고 싶지 않지만 여드름도 유전	094
02	인터넷 정보로 여드름 자가 진단은 금물	102
03	여드름 치료는 먹고 바르는 약이 먼저	108
04	먹고 발라도 남는 30%의 여드름	116
05	흉터 걱정은 여드름이 사라지고 나서	120
06	성인 여드름 지성피부의 숙명?	128

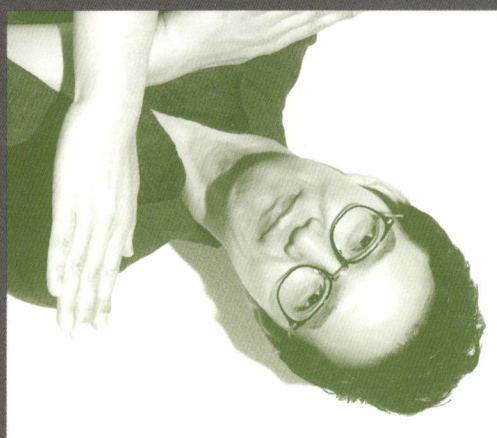

✱ 여드름 외 대한민국 피부 질환 Top.5
01 넓게 파인 모공과 블랙헤드　　　　　　　　　**134**
02 인생을 우울하게 하는 그림자, 기미　　　　　　**138**
03 하얀 피부를 향한 꿈, 피부 미백　　　　　　　 **146**
04 오늘, 점 뽑기 좋은 날　　　　　　　　　　　　**151**
05 다크 서클이 말하는 당신의 진실　　　　　　　**154**

✱ 일상생활을 어렵게 하는 질환
01 알레르기 피부염이 계속되는 이유　　　　　　**158**
02 아토피에 필요한 건 잠과 휴식　　　　　　　　**169**
03 수줍음 많은 안면홍조　　　　　　　　　　　　**174**
04 지루성 피부염의 진짜 모습　　　　　　　　　　**176**
05 마음에 낀 좁쌀, 비립종과 한관종　　　　　　　**182**

✱ 남들에게 말 못할 나만의 피부 고민
01 튼살을 받아들이는 마음의 자세　　　　　　　**186**
02 마음까지 벌거벗다, 탈모　　　　　　　　　　　**193**
03 지우고 싶은 자국 거대 모반　　　　　　　　　**201**
04 털털한 제모　　　　　　　　　　　　　　　　　**204**

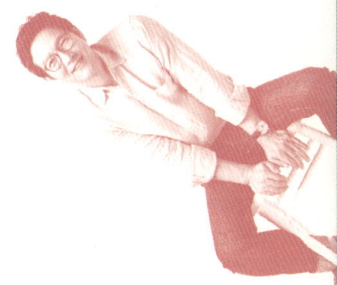

CHAPTER 4
Skin-Do(道)
건강한 피부를 만드는 실천의 길

01	적절한 세안 시간은 딱 5분	215
02	각질 제거만큼은 포기할 수 없다?	219
03	믿을 만한 의사를 만나자, 피부과 의사 활용법	222
04	해 뜰 때 맞춰 일어나는 숙면 계산법	229
05	자외선 차단제, 가장 현명한 발명품	232
06	1년에 200번 산을 타다	236
07	최소 비용, 최대 효과! 가장 스마트한 레이저 활용법	243

EPILOGUE 아는 것보다 중요한 것은 '알고 나서 해보는 것'   252
_ 옥지윤

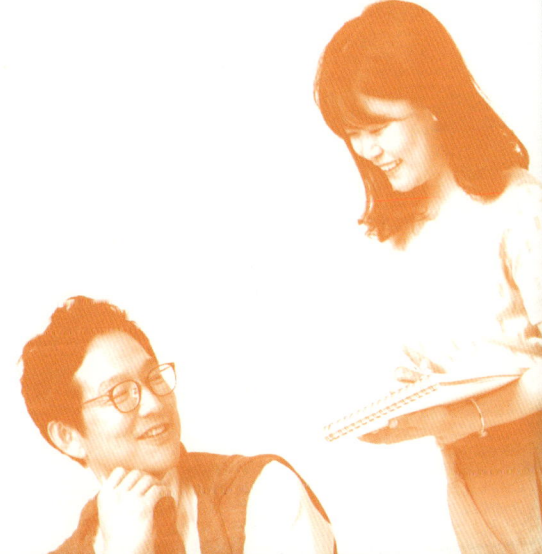

"함 원장님, 전 요즘 세안 후에 피부가 찢어질 듯 당겨요. 몸의 피부도 너무 건조하고요. 제 피부는 건성인가요? 나이가 들고 체질이 바뀌면서 피부도 건성으로 변한 게 아닌가 싶은데…."

—— 옥지윤

"하하. 피부는 타고납니다. 체질은 바뀌지 않고요. 더구나 성인 중에 얼굴이 건성인 경우는 매우 드뭅니다. 반면 가슴 아래부터는 원래 모든 사람이 건성피부이고요. 옥 작가님의 얼굴은 분명 지성피부입니다. 하지만 지금 충분히 건강하고 아름다운 피부를 지녔으니 피부에 헛돈 쓰지 마시고 피부 스트레스로부터 자유로워지세요. 자, 지금부터 이런 이야기들을 풀어가 보죠."

—— 함익병

CHAPTER 1
Skin

피부, 제대로 알기

심호흡부터 하고 첫 장을 펼쳐야 할까요? '아름다운 피부는 타고난다', '피부는 흡수 기관이 아니라 좋은 걸 발라도 소용없다', '노력해도 피부는 어차피 늙는다' 등 다소 충격적이고도 좌절감이 밀려드는 이야기가 정신없이 펼쳐질 것이기 때문입니다. 하지만 지금이라도 불편한 진실과 마주해야 합니다. 본질을 알면 휘둘리지 않고, 제대로 알면 헤매지 않아 진짜 아름다움을 찾아갈 수 있기 때문입니다. 그동안 숱한 노력을 하고 또 많은 돈을 들여야 컨트롤된다고 느꼈던 피부, 지금부터 그 실체를 제대로 파악하고 우리의 오랜 고정관념을 바꾸어나가야 합니다.

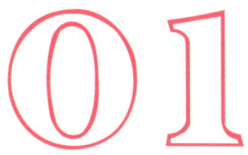

피부의 특성은
유전적으로 결정된다
그대로 받아들이는 것이 먼저

"

불편한 진실이지만 피부는 타고납니다. 누구나 노력하면 좋아질 거라고 생각하지만 사실 좋은 피부는 타고나는 겁니다. 유전이라는 얘기죠. 그래서 타고나기를 문제가 있는 피부로 태어난 경우라면, 이를 완벽하게 좋은 피부로 바꿀 수 있는 방법은 없습니다. 열심히 노력하면 아주 잘 타고난 사람 바로 아랫단계까지는 갈 수 있겠지요. 그러나 절대로 원래 잘 타고난 사람을 따라잡을 수는 없다는 거예요. 비유를 하자면 반에서 항상 꼴찌만 하던 애가 좀 더 열심히 공부하면 중간까지는 금방 올라와요. 중간쯤 하던 애도 조금만 열심히 하면 공부 잘한다는 소리를 들을 수 있지요. 그런데 열심히 해도 줄곧 5등쯤 해오던 아이가 갑자기 1등을 하려고 하면 죽어라 노력해도 잘 안 되거든요. 왜? 늘 1등을 하는 애는 타고난 머리가 좋고 노력까지 충분하기 때문에 공부를 하는 대로 머리에 쏙쏙 흡수하는 아이인 거예요. 이러한 학생을 보통의 머리를 가진 학생이 노력만으로 이기려면 거의 불가능하다고 보면 됩니다. 다만 5등의 자신을 인정하면 되는 거예요. 5등이 실패는 아니니까요.

피부도 마찬가지입니다. 아무리 돈 들이고 스스로 애써도 절대로 좋게 타고난 사람은 못 이기니까 그런 사람들은 그냥 젖혀놓고 보통 사람들끼리만 비교하고 사는 게 속이 편하죠. 각자의 정신 건강을 위해서 말이에요. 우리나라 국민 중에서 내 피부가 100명 중 15등 정도 한다고 하면 좋은 편일까요, 나쁜 편일까요? 병원에 피부에 잡티가 생겨서 왔다는 환자에게 "그 나이에 그 정도면 괜찮습니다. **피부를 상중하로 나누면 '상' 그룹에 속하는 편이에요**"라고 말하면 기분이 좋아야 하지 않을까요? 그런데 고개를 저으면서 자기는 '극상'의 피부를 원한다고 해요. 그러면 제가 그러죠. "**극상은 유전적으로 정해진 거라서 거기까지는 안 되는 거거든요?**" 제 말을 잘 받아들이는 환자는 처음에는 다소 실의에 빠지지만 이내 피부 스트레스로부터 자유로워지죠. 반면 받아들이지 않는 숱한 환자들은 희망고문을 하는 다른 병원을 찾거나 고가의 무언가에 점차 더욱 의존하게 됩니다.

유전은 확률이기도 합니다. 아빠와 엄마의 유전자가 결합해서 하나의 새 생명체가 만들어지는데 둘 중 어느 유전자가 발현될지, 그 확률은 반반이에요. 그러니 어쩌겠어요, '내 복이다' 생각하고 거기에 맞춰 살아야 마음도 편하고 쓸데없이 에너지 낭비를 하지 않죠. 그리고 사람들은 연예인 피부를 부러워하며 그들의 피부 관리 비법에 대해 늘 궁금해하는데, 그들의 고운 피부는 노력으로 만들어졌다기보다 타고나길 곱고 예쁜 피부로 태어나서 연예인이 되었다고 보는 것이 옳을 겁니다. 선후 관계를 재정립하자는 거죠. 예를 들어 피부 미인의 대명사인 고현정 씨도 유전적으로 고운 피부를 잘 타고난 것이 먼저일 거예요. 그리고 TV 속의 연예인들은 늘 풀메이크업을 하고 있습니다. 실제로 민낯을 보면 TV에서 보이는 만큼의 피부 상태는 아니라는 걸 알아야 해요. TV에 예쁘게 나오기 위해 얼마나 많은 준비를 하겠습니까? 특히 광고를 찍을 땐 피부 화장만 공들여 한 시간 이상을 할 텐데요. 보통 사람이 연예인과 비슷한 피부를 목표로 노력한다는 건 일상 속에서 올림픽 금메달 리스트의 체력과 체격, 능력을 유지하겠다는 것과 같은 이야기인데, 그건 불가능한 거겠죠.

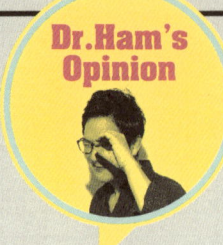

'여드름은 유전입니다. 그럼 당뇨병은 왜 생길까요? 유전입니다. 유방암은 왜 생겨요? 유전이에요. 그럼 공부는 누가 잘할까요? 그것도 역시 유전입니다.' 요즘 강연을 하다 보면 피부 주제로 이야기를 시작해도 늘 세상 사는 이야기로 빠지곤 합니다. 기왕지사 사는 이야기가 나온 김에 좀 더 이어가 볼게요.

저는 사람들이 다 세상의 중심에 자기를 놓으면 좋겠어요. 그리고 철두철미하게 자신을 위해서 살면 좋겠어요. 자신이 소중하면 다른 사람도 함부로 건드리지 않죠. 스스로 왜 사는지를 모르고, 삶의 방향이 불분명하니까 다른 사람만 쳐다보고 있는 거예요. 쓸데없이 아이를 밤늦게까지 학원에 잡아두고서 성적이 오르지 않는다고 조바심 내는 부모들, 자신들의 성적표를 찾아서 아이의 것과 비교해 보라고 해요. 그럼 대충 아이의 공부 능력을 가늠할 수 있거든요. '국민교육헌장'에 이런 구절이 나와요. "타고난 저마다의 소질을 계발하고……" 이념적 평가를 떠나서 얼마나 옳은 말입니까? 사람은 몸부터 성격까지, 그리고 소질도 저마다 다르게 타고나요. 그것이 바로 개성이죠. 그래서 잘하는 게 다 다르고, 흥미를 느끼는 것도 다 다른 거예요. 우리가 이렇게 교육을 받았어야 했고, 이런 교육을 해야 하는데 여전히 그러지 못하죠. 다들 하나의 생각에만 빠져서 이리저리 휩쓸리다 보니까 각자 창조적으로, 논리적으로, 합리적으로 생각하는 게 불가능해진 거예요. **피부도 마찬가지입니다. 직설적으로 말하면 '모든 게 유전이니까 타고난 대로 살라'는 거예요.** 욕

심부리지 말고, 욕심부린다고 될 일이 아니니까. 좀 더 부드럽게 말하자면 타고난 피부를 인정하고, 각자의 피부 장점을 잘 살려가자는 거예요. 사람들은 부드럽게 말하는 것보다 세게 말해야 귀를 좀 기울이거든요? 병원에 오는 환자에게도 저는 그냥 솔직하게 이야기를 해요. 돌려서 두리뭉실하게 설명하면 못 알아들으니까, 자꾸 미련을 가지니까, 알면서도 엉뚱한 걸 찾으니까요. 정확하게 짚어줘도 듣고 싶은 대로 듣거나 듣고 싶은 것만 듣죠. 그래서 콕 찍어서 있는 그대로 세게 설명할 수밖에 없어요. 길지 않은 인생, 자신의 삶이 가장 소중한 겁니다. 인생 낭비하지 말고 합리적으로 판단하고 이치에 맞게 살아야겠죠. 피부 관리 역시 마찬가지입니다.

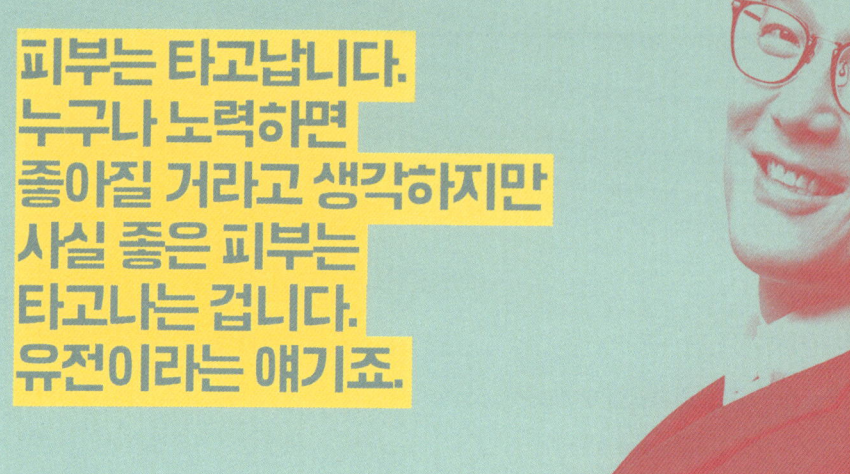

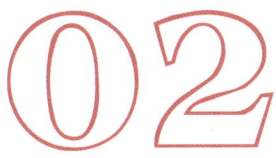

피부,
당신이 입고 있는
가장 섬세한 외투

"

현미경을 통해 자세히 들여다보면 피부는 세 개의 층으로 이루어져 있어요. 표피와 진피, 피하지방인데, 요즘 시대에 피하지방은 그다지 언급할 가치가 없죠. 모든 것이 다 그렇지만 피하지방도 지나치게 많으면 우리 몸에 부정적인 영향을 미칩니다. 그렇다면 과거에는 피하지방이 피부에 왜 필요했을까요? 사실 자연계에서 동물들은 대개 굶어서 죽습니다. 배 불러 살쪄서 죽는 건 인간만이 누리는 사치예요. 초원의 왕인 사자도 죽을 때는 굶어 죽습니다. 늙고 병들면 사냥할 능력을 잃고, 사냥할 능력이 없으면 굶어 죽는 거죠. 그래서 동물들은 먹는 족족 그대로 소모하지 않고, 남은 열량을 지방으로 바꿔서 피부 밑에 저축해 둡니다. 다시 말해 언제 굶어 죽을지 몰라 먹지 못하는 상황에서 며칠이라도 더 살아보려고 저축해 둔 칼로리가

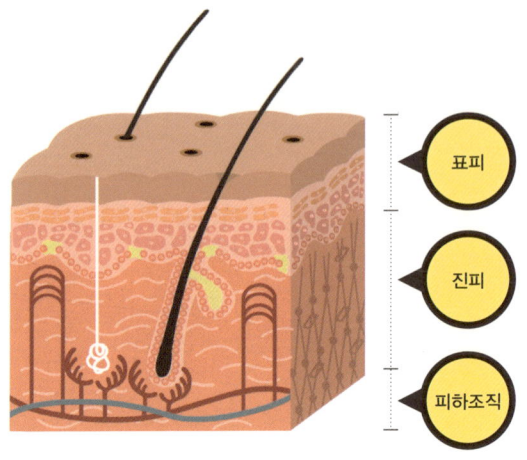

바로 피하지방인 거예요. 마찬가지로 생존이 어려운 상황이 되면 피하지방을 많이 가지고 있는 사람이 그렇지 않은 날씬한 사람보다 단 며칠이라고 더 살고요. 그 며칠 사이에 먹을 것을 얻게 되면 그 사람은 더 오래 생존하게 되는 겁니다. 비만을 기피하는 건 상관없지만 이런 의미에서 살은 어지간히 좀 있어야 합니다. 다이어트에 집착하는 여자분들, 적당한 피하지방을 지녀야 나중에 아프지 않을 수 있습니다. 지나치게 날씬한 여자를 좋아하는 남자들, 나중에 병 간호를 하게 될 확률이 높습니다.

이야기가 옆길로 샜는데, 피부는 있어야 할 것이 적당히 있으면 좋지만 뭔가 부족하거나 넘치면 바로 영향을 받는 섬세한 외투와 같습니다. 예를 들어 의사의 입장에서만 보면 피부과에 오는 환자의 경우 못 씻어서 생기는 병보다 너무 씻어서 생기는 병이 훨씬 많아요. 여성들의 경우 메이크업을 지운다고 클렌징을 한 다음에도 그 어떤 것도 남기지 않겠다는 의지로 뽀득뽀득 폼 클렌징을 또 하죠. 보통 이중, 삼중 세안을 하는데요, 사실 그게 피부에는 안 좋은 거예요. 기본적으로 메이크업을 지우고 난 다음에는 가벼운 비누 세안만 해도 충분하거든요. 오랜 시간 뽀드득 소리가 날 때까지 피부를 밀면 피부를 보호하는 각질이 다 벗겨져버려요. 이를 '과유불급', 지나치면 모자람보다 못하다고 하죠. '각질'이라고 하니 왠지 제거해야 할 것 같은 느낌이 들죠? 틀린 이야기입니다. 각질은 잘 모셔둬야 합니다. 각질을 현미경으로 확대해서 보면 흡사 잘 지어진 한옥 지붕의 기왓장처럼 보여요. 기왓장을 다 제거하면 집은 어떻게 될까요? 비가 오면 집 안으로 빗물이 다 떨어지겠죠. 그렇다고 기왓장을 서너 층 덧대 놓지도 않죠? 잘 겹쳐서 딱 두 장만 쌓아 놓는단 말이에요. 마찬가지로 피부를 보호하기 위해서 가장 중요한 것이 각질이기 때문에 마치 지붕에 기왓장을 쌓듯 피부에 각질을 잘 붙여 두어야 해요. 지나치게 많이 씻으면 각질이 너덜너덜해지다가 결국 허옇게 일어나는 거예요. 이것이 각질의 실체라고만 생각하고 각질제거제라는 것을 이용해 허옇게 일어난 것을 또 다시 박박 문질러 없애고 있는 겁니다.

물론 각질을 싹 다 제거하고 나면 당장은 피부가 반질반질하고 매끄럽게 느껴지죠. 기왓장을 벗겨내면 그 밑에 있는 보송보송한 흙이 바깥으로 노출되어 만지면 부드러운 것처럼 말이죠. 그렇지만 각질을 벗겨내고 나면 사실상 피부는 가장 중요한 보호막이 사라져 쉽게 망가지고 맙니다. 평소 피부에 황사나 꽃가루, 그 밖의 먼지가 묻어 있다고 해도 그건 아주 미미한 양이기 때문에 비누 세안만으로도 충분히 씻기지요. 메이크업 한 날은 클렌징 후 가벼운 비누 세안만 해줘도 충분합니다. 그 시간은 5분 이상을 넘길 필요가 없어요.

각질이 두터워지면서 모공을 막아 여드름을 유발한 경우는 이를 치료 목적으로 제거할 필요가 있어요. 그러나 이 경우도 특별히 질환(여드름 등)이 나타나서 각질 제거가 꼭 필요한 경우에 의사의 판단 하에서 시술하는 거고, 일반적으로 100명 중 99명은 각질을 제거할 필요가 없습니다. 그런데도 사람들은 여드름이 났던 사람이 각질을 제거하는 치료를 받아서 피부가 좋아지는 것을 보고, '저런 여드름 피부도 각질을 제거하고 나니 피부가 저렇게 좋아지는데, 별 문제 없는 내 피부는 얼마나 더 좋아질까?'라고 생각을 해요. 그러다 보니 과도한 각질 제거 문화가 생겼을 거예요. 다시 말하지만 <mark>질병이 없는 피부는 각질을 잘 유지하는 것이 더 중요합니다. 자칫 쓸데없는 욕심을 부리다가 멀쩡한 피부에 오히려 병을 만들 수 있어요.</mark>

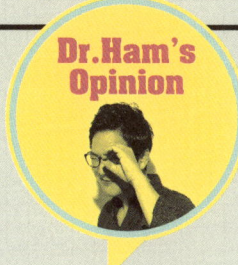

Dr. Ham's Opinion

피하지방에 관한 이야기가 나온 김에 자신의 'BMI(Body Mass Index, 체질량 지수)'를 계산해 보도록 하죠. 방법은 쉽습니다. 본인의 체중(kg)을 키(m)로 두 번 나누면 돼요. 몸무게가 60kg이고 키가 166cm라면 60을 1.66으로 두 번 나누면 된다는 거죠. 계산해서 숫자가 '21' 이하가 나오면 야윈 사람입니다. 아마 이 책을 읽는 여러분의 절반 정도는 야윈 사람일 거예요. 그런 분들, 어떤 상황이 터져서 굶게 되면 일주일 안에 다 죽을지도 모릅니다. 그런 일이 없을 거라고 장담할 수 없어요. 우리나라가 이렇게까지 오랫동안 전쟁이 없었던 적도 5,000년 역사에 처음입니다. 1950년 이후로 60년 동안, 두 세대에 걸쳐 전쟁을 치르지 않은 세대는 지금까지는 우리 세대가 유일합니다. 이야기가 그렇게 멀리까지 갈 필요는 없겠지만, 몸이 준비해 놓은 자리는 적당히 잘 채워 놓으세요. 피하지방은 굶어야 할 때를 대비해 열량을 비축해 두는 자리입니다.

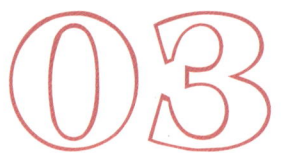

건강한 피부 VS. 아름다운 피부

"

건강한 것과 아름다운 것의 차이를 수학적 명제로 설명해볼게요. '모든 자연수(natural number)는 실수(real number)다.' 맞나요? 맞죠. 그럼, '모든 실수는 자연수다'는 어때요? 이건 맞지가 않죠. 피부도 마찬가지입니다. <u>건강한 피부가 모두 예쁘지는 않지만, 건강하지 않으면서 예쁜 피부는 없어요.</u> 건강한 피부가 더 넓은 개념입니다. 예쁜 피부를 원한다면 먼저 피부가 건강해야 합니다.

여기서 '건강'이란 개념을 정확히 설정하고 들어가야 되는데 이건 이미 세계보건기구(WHO)에 의해 잘 정의되어 있어요. '건강은 단순히 신체에 병이 없거나 허약하지 않은 것뿐만 아니라 육체적, 정신적, 사회적으로 안녕

한 상태(Health is a state of complete physical, mental and social well-being and not merely the absence of disease or infirmity)'라고요. 다시 풀어보면, 건강한 상태라는 것은 육체적으로나 정신적으로 병이 없고 사회적으로도 갈등이 없다는 거예요. 그렇다면 이 정의를 피부에도 그대로 적용해 봅시다. 일단 피부에 병이 없고, 피부에 대해 너무 민감하게 생각하지 않고, 사회적으로 '저 사람의 피부가 이렇다, 저렇다'는 말을 듣지 않으면 건강한 피부라 여기면 돼요.

우리 사회에서 각 개인이, 그리고 서로가 피부에 대해서 이런저런 관심을 지나치게 많이 갖는 것도 피부가 건강하지 않게 되는 요인이 됩니다. 예를 들어 백인들은 주근깨를 가지고 있는 경우가 50%를 넘어요. 그래도 어느 누구도 "너 얼굴에 주근깨를 왜 그대로 가지고 사니?"라는 이야기를 하지 않아요. 일단 그런 말을 하는 것 자체가 실례고, 주근깨가 있다고 피부가 건강하지 않은 건 아니니까요. 주근깨가 있으면 있나 보다, 하고 넘어가요. 주근깨가 있어도 행복하게 잘 살아가는 사람에게 괜히 "네 피부는 왜 그러냐"고 할 필요가 없죠. 또한 그런 문제에 스스로도 너무 민감하게 신경을 쓰면 정신적으로 스트레스만 받을 뿐입니다. 실제로 미국의 LA는 태양이 강한 지역이라 그곳에 사는 교포들의 얼굴에 기미나 잡티, 주근깨가 많이 생겨요. 그런데 그들이 거기서는 별 불편함 없이 살다가 한국에만 들어오면 피부과에 다니느라 바빠진다는 거예요. 주변 사람들의 언행이 그만큼 영향을 미친다는 거죠.

피부가 건강해지려면 피부에 대한 관심을 좀 낮춰야 합니다. 스무 살 넘은 이들 중 화장 싹 지우고 거울을 들여다보면 흠 없는 피부가 어디 있겠어요? **다 흠이 있어요. 그런데 그게 병인 것으로 간주해서 강박적으로 일일이 신경 쓰고 살면 돈을 벌어서 다 피부에 써야 돼요.** 그럴 필요까지는 없잖아요. 얼굴에 심한 염증이 있거나 심하게 가렵지 않으면 건강한 상태예요. 다만 거울을 볼 때마다 피부 때문에 마음이 상해서 손을 좀 보고 싶고 시간적, 경제적인 여유까지 충분하다면 미용적인 질환에 대해 관심을 가져도 좋아요. 그렇다고 해도 또 너무 지나치게 얽매일 이유는 없죠. 기미나 주근깨가 있다고 해서, 얼굴에 뾰루지가 한두 개 났다고 해서 건강하지 않은 피부는 아니니까. 거울을 봐서 별로 불편하지 않으면서 남들이 뭐라 해도 '그런 거 신경 안 써. 난 괜찮아'라고 말할 수 있는 상태가 되면 건강한 피부를 가질 수 있어요. 그런데 현재 우리 사회는 그렇지 않은 것 같아요. 잡지나 광고, 드라마, 영화 등을 보면서 '내 피부는 왜 이럴까'라고 심리적 부담을 느끼죠. 그러나 이제는 좀 바뀌어야 되지 않나, 저는 그렇게 생각해요. 이 책을 다 읽고 각자 곰곰이 생각했을 때 많은 이들이 이전보다 피부에 대해 마음 편히 살 수 있게 되면 좋겠다는 게 제 생각이에요.

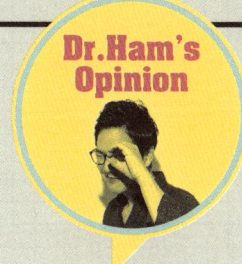

Dr. Ham's Opinion

아무리 연예인이어도 나이가 들어가는 모습을 자연스럽게 보여주면 좋겠어요. 요즘의 수지나 소녀시대처럼 우리 때도 시대의 아름다움을 대표하는 배우나 가수가 있었지요. 그들도 이제 나이를 먹었고 TV에 다시 등장하기도 하는데 나처럼 적당히 주름살도 있고 다소 칙칙한 기운도 감돌아야 동질감을 느낄 텐데, 너무 팽팽한 피부로 나오면 '뭐야?' 싶은 거죠. 나만 늙은 것 같아 왠지 서글퍼지잖아요.

특히 그 피부가 인공적인 도움으로 그렇게 만들어진 거라면 장기적으로는 피부에 더 해가 될 수도 있어요. 할리우드 여배우 '샤론 스톤'이었나요? 영화를 찍고 난 후 몇 달 뒤 길거리를 지나다니는 모습이 누군가의 카메라에 찍혀 공개되었는데, 영화를 찍을 때와 너무도 다른 모습이었죠. **짧은 순간 반짝이는 아름다움을 위한 인공적인 것들은 피부 건강을 그 이전보다 더 나쁘게 만들 수 있습니다.** 피부도 우리 신체의 일부입니다. 자신의 피부에 대해 단순히 미용적인 면보다는 건강이라는 관점으로 살피면서 조금은 여유를 갖고 긍정적으로 바라봐도 좋다는 거죠.

04

피부는 위아래가 다르다
가슴 아래는
누구나 건성

"

"제 피부는 지성이에요"라고 누군가 똑 부러지게 말하면 저는 항상 물어봐요. "어디가요?" 마찬가지로 "피부가 건성이에요"라고 해도 물어봐요. "어느 부위가……?" 피부의 구조에 대한 이해가 충분하지 못해서 오해를 하고 있는 거죠. 자세한 부분까진 이해할 것도 없이 지금 그냥 '차렷!' 해보세요. 우리 몸의 가슴 라인을 기준으로 그 아래와 위로 피부가 다릅니다. **성인의 경우 가슴 라인 위는 중성이나 지성, 가슴 라인 아래는 다 건성이에요. 엄밀하게 이야기하면 가슴 라인 위로는 성인 중 20~30%가 지성 피부, 대다수는 중성, 1~2%만 건성 피부예요.** 반면 가슴 라인 아래에는 피지선 자체가 없기 때문에 모든 사람이 다 건성피부죠.

세안을 깨끗이 하고 아무것도 바르지 않은 상태로 한 시간에서 한 시간 반 정도 지나면 그때 얼굴의 피부 타입이 정확히 나와요. 이때 피부과 의사가 직접 육안으로 진찰하는 게 가장 정확합니다. 사람들은 기계 장비로 측정하는 것에 대한 신뢰도가 굉장히 높지요. 하지만 피부과 전문의가 눈으로 보고 진찰하고 판단하는 게 가장 정확합니다. 아래에 답해보시길 바랍니다.

- 여드름이 잘 생긴다   Yes☐   No☐
- 모공이 넓다   Yes☐   No☐
- 세안을 한 후 각질이 잘 생긴다   Yes☐   No☐
- 세안 후에 얼굴이 당긴다   Yes☐   No☐
- 때때로 얼굴이 불긋불긋해지며 가렵다   Yes☐   No☐

이 질문에 3개 이상 'Yes'고 답을 했으면 지성피부, 1~2개만 'Yes'면 중성피부, 모두 'No'라고 답했다면 건성피부입니다. 다시 말해 사춘기 때부터 성인이 될 때까지 얼굴에 난 여드름의 개수가 총 10개가 안 된다, 거울을 봐도 모공이 안 보인다, 머리를 2~3일 동안 안 감아도 전혀 기름지지 않는다면 건성피부라고 보면 되죠. 건성피부의 특징은 육안으로는 모공이 거의 안 보일 만큼 피부가 매끄럽다는 거예요. 그런데 이런 사람은 잘 없어요. 연예인 중에는 이런 피부가 많을 것 같지만 꼭 그렇지만도 않고요. 늘 카메라 앞에 서는 직업이니까 문제가 있으면 아주 적극적으로 치료를 하는 것이고, 또 메이크업을 하니까 티가 잘 나지 않는다고 보는 게 맞지, 다 건성피부는 아니라는 겁니다.

지성피부를 가진 사람들은 어려서부터 여드름이 많이 나고 모공도 눈에 띄지만 대신 나이가 들면 덜 늙어요. 일반적으로 지성피부의 경우 이전까지는 복숭아 같던 피부가 사춘기를 전후로 귤 껍질 같은 피부로 변합니다. 그러다가 성인이 되어 모공이 늘어나면서 넓게 변해가는 사람은 지성 혹은 심한 지성피부라고 보면 됩니다. 이런 피부는 전체 인구의 약 20~30% 정도로, 여드름이 많이 나고 여러 가지 피부 트러블도 겪어요. 사실 저를 포함한 대부분의 성인 피부는 중성에서 약한 지성입니다. 따라서 사춘기 이후에 화장품을 고를 땐 가급적 유분이 적은 것을 고르면 되죠. 성인이 되어서 기름을 얼굴에 발라야 될 만한 피부를 가진 사람은 거의 없다고 보면 돼요.

기름기를 제거하는 가장 좋은 방법은 알코올입니다. 알코올은 나쁜 게 아니에요. 다만 알코올 농도에 따라 자극의 정도가 달라지고, 지루성 피부염이 생겼을 때 알코올 성분을 쓰면 피부가 붉어지고 따갑습니다. 평상시 기름기가 많고 모공이 넓고 여드름이 잘 생기는데, 지루성 습진이 동반되지 않았을 때는 오히려 알코올이 약간 들어 있는 화장품(아스트린젠트 로션이나 토너)을 쓰는 게 좋아요. 그러나 습진이 생겨서 얼굴이 따갑거나 붉어질 때는 알코올이 들어 있는 걸 쓰지 마세요.

넓게 보면 모든 피부는 다 복합성입니다. 부위별로 따지면 머리끝부터 발끝까지 동일한 피부 타입인 사람은 한 사람도 없으니까요. 얼굴만 해도 그래요. 입술은 기름기가 하나도 안 나오고, 눈꺼풀은 기름기가 아주 조금 나와요. U존은 덜 나오고 T존은 많이 나오죠. 그래서 T존 부위는 다 지성이고 U존 부위는 대부분 중성이거나 건성이죠. 그렇게 따지면 결국 피부 타입을 분류하는 게 의미가 없지만 기본적으로는 지성도가 가장 심한 부분을 중심으로 피부 타입을 결정해요. 얼굴 전체는 다 중성인데 유일하게 코만 지성인 특별한 경우라면 모르지만 대다수의 사람들은 T존과 그 주변 부위에 기름기가 많기 때문에 지성피부에 맞는 관리를 하는 게 좋다는 거죠. 기름기가 적은 볼 부분에 유분 보충을 조금 안 해준다고 크게 문제가 생기지는 않지만 볼을 기준으로 해서 유분이 많은 제품을 쓰면 T존은 트러블이 생길 가능성이 많습니다. '넘치면 모자람만 못하다'고 기억하면 됩니다.

05

피부는 흡수 기관이 아니라 방어 기관

"

피부는 인체에서 가장 넓은 장기로, 성인 피부의 평균 총 면적은 약 1.6m²나 되고 무게도 3~4kg이나 되죠. 그런데 피부의 표면을 감싸는 표피는 매우 얇아서 두께가 겨우 0.04~0.07mm밖에 되지 않아요. 그리고 표피층의 피부 세포는 성숙한 다음 수명을 다하면서 각질 세포가 되는데, 이것이 피부 보호막으로서 큰 역할을 하죠. 강의를 하면서 청중을 향해 "여러분, '각질' 하면 먼저 뭐가 떠오르나요?"라고 질문하면 전부 '제거'라고 답을 합니다. 그러면 "나는 '각질' 하면 '보호'가 떠올라요. 그래서 저와 여러분은 소통을 해야 해요. 여러분은 지금 피부에 대한 기본 개념이 잘못 돼 있으니까요"라고 말하죠.

피부의 기본 구조를 비유로 설명하자면 피부 맨 바깥쪽의 표피는 휴전선, 표피의 각질층은 철책선이라고 할 수 있어요. 그럼 철책선은 있어야 할까요, 없애야 할까요? 철책이 없으면 보기에는 좋죠. 그러나 외부의 침입으로부터 나라를 지키지는 못하겠죠. 피부에도 각질이 없으면 당장 만질 때 부드럽고 좋아요. 하지만 우리의 몸을 외부 환경과 분리하여 보호해주는 것이 사라지면서 유해한 세균이나 바이러스 등이 쉽게 침투하게 될 겁니다. 그러니 각질은 보호해야 할까요, 제거해야 할까요?

피부는 완벽한 방어 기관이에요. 피부가 온전하면 외부로부터 몸 안으로 균이 들어올 수 없습니다. 이를테면 공기가 건조해지면 피부와 점막 또한 건조해지면서 눈, 코, 입의 점막이 손상되어 그 틈으로 바이러스가 들어가는 거예요. 그 결과 감기에 걸리고 눈병이 발생하고 콧속에 염증이 생기는 식이죠. 이러한 질환을 예방하기 위해서는 가습기를 사용해야 합니다. 점막이 촉촉해지면 바이러스가 못 들어가거든요. 그리고 점막을 보호하는 보습제를 자주 바르는 것이 좋지요. 그래서 저는 입술 점막 보호를 위해 흔히 '챕스틱'이라 부르는 스틱형 립밤을 항시 지니고 다니면서 언제 어디서나 자주, 그리고 많이 바릅니다. 차에도, 가방에도, 진료실 책상 위에도 여기저기 굴러다니게 두면서 수시로 바르죠. 한여름에도 축축할 때까지 발라요.

감기 예방을 위한 교육을 할 때도 손 씻는 것만 강조해서는 안 돼요. 손을 너무 자주 씻어봤자 감기 예방이 되는 게 아니라 손에 습진만 생기죠. 손이 얼굴의 점막에 닿는 일이 생길 때, 이를테면 밥을 먹기 전이나 눈을 비비기 전, 코를 후비기 전과 같은 경우에 손을 씻으면 됩니다. 일상생활 중에는 손을 지나치게 자주 씻을 이유도, 필요도 없습니다. 비누도 아니고 굳이 손 세정제를 살 돈이 있으면 차라리 챕스틱을 한 개 더 사서 여기저기 굴려놓으십시오.

피부는 방어 기관이지 흡수 기관이 아닙니다. 이 사실을 오해하기 때문에 화장품을 바르면 화장품 성분이 피부에 흡수가 돼서 피부가 좋아질 거라는 생각을 하게 되는 거예요. 즉, 피부는 무언가를 받아들이는 입구가 아니기 때문에 '발라서' 흡수 효과를 볼 수 있는 조직이 아닙니다. 그러니 고가의 비타민-C 화장품이나 콜라겐 화장품 등 피부에 좋은 성분이 듬뿍 들어 있는 제품이라고 해도 바르는 순간 피부 표면에 잠시 보습 효과를 줄 뿐 다른 효과는 거의 기대할 수 없다고 보면 맞습니다.

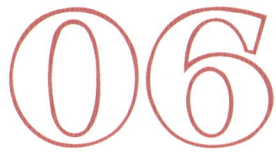

06

피부 경제
돈 쓴 만큼 예뻐질까?

"

여드름이 심하고 피부가 대체로 안 좋은 어떤 사람이 병원의 처방대로 열심히 약을 먹고, 바르고, 치료를 해서 한 두어 달 만에 피부가 깨끗해졌다고 합시다. 환자를 보다가 제일 답답한 게, 그러면 피부에 별 문제가 없는 사람이 '저런 피부가 이만큼 좋아졌으니 나는 별 문제 없는 피부니까 조금만 노력하면 더 좋아지겠지' 하는 과도한 욕심을 가지고 병원에 온다는 거예요. 여드름 피부는 치료하면 좋아지지만, 별 문제 없는 피부는 더 이상 좋아지지 않습니다. 여드름의 경우는 병이 심해서 상태가 매우 안 좋은 거예요. 쉽게 말해 지저분한 방을 청소하면 티 나게 깨끗해지죠? 그러나 이미 깨끗하게 정리된 방은 아무리 쓸고 닦아봐야 별로 티가 나지를 않아요. 그렇기 때문에 내 피부에 특별한 질환이 없으면 그 정도에서 잘 유지하는 것이 맞지, 욕심은 부리지 말자는 거예요.

돈을 많이 쓸수록 피부가 더 좋아질 거라는 생각은 착각입니다. 밥을 무조건 많이 먹어야 몸이 건강해질 거라는 말만큼이나 잘못된 이야기예요. 분명 못 먹어서 굶어 죽던 시대가 있었어요. 1960년대 초만 해도 우리나라에 아사자(餓死者)가 있었단 말이죠. 그래서 "밥 먹었냐?"고 묻는 게 인사였고, 밥을 많이 먹는 게 축복이었어요. 지금은 '밥 많이 먹어라'는 말은 어찌 보면 욕이 되기도 하지요. 피부에 대한 관심이나 노력도 지나친 건 좋지 않아요. 적당히 관리하고 과한 욕심은 부리지 않는 게 좋지요. 피부에 문제가 있는 사람은 좋은 피부과 의사를 만나서 먹는 약과 바르는 약을 적절하게 쓰면 좋아져요. 그렇더라도 타고나길 잘 타고난 사람은 못 따라 갑니다.

그런데 보통의 정상적인 피부를 가진 사람이 TV에 나오는 연예인 피부처럼 만들겠다고 검증되지 않은 몇몇 홈쇼핑 제품이나 인터넷에서 떠돌아다니는 민간요법에 매달리는 경우가 있어요. 또한 병원을 다니며 고가의 진료비를 들인다고 반드시 피부가 좋아지는 것도 아닙니다. 피부과는 피부에 문제가 생겼을 때 가는 겁니다. 이 경우 병원 처방에 따라 먹는 약과 바르는 약을 적절하게 사용하면 한 달에 5~10만 원 안쪽의 비용으로 충분히 문제를 해결하고 건강한 피부로 만들 수 있지요. 그 이상의 돈을 들인다고 타고난 좋은 피부를 쫓아갈 수 있는 것은 아니라는 거예요.

피부과 의사의 상식으로 봤을 때 화장품에 들어가는 돈은 품목당 최대 2만~3만 원이면 충분해요. 화장품의 기본 구성 성분은 대개 비슷하거든요. 적정량의 보습제와 기름, 계면활성제, 향료, 기능성 활성 성분, 그리고 대부분이 정제수예요. 화장품의 효과는 피부 보습 작용 외에는 크지 않은데, 그 보습 기능조차도 1만 원짜리와 10만 원짜리 화장품을 비교했을 때 10배의 차이가 나지는 않는다는 거죠. 그러니 화장품은 스킨, 로션, 수분 크림 등 본래의 '보습' 기능에 충실한 것이면 돼요. '날 위해 비싼 화장품 하나 사서 쓰지 못할까'라는 자기위안으로 돈을 쓰고 싶은 거라면 별수 없지만 보습 기능에 관한 한 마트에서 사는 화장품이라고 그 기능이 떨어지지는 않는다는 겁니다. 1,000만 원짜리 가죽 핸드백에 돈을 넣어 놓는다고 그 돈이 두 배로 늘어나지 않고요, 그 100분의 1인 10만 원짜리 인조가죽 핸드백이라도 돈을 보관하는 기능은 충분히 하는 것과 같은 거예요.

화장품은 종류와 개수가 많이도 필요 없어요. 김치를 담그면서 '대관령산 배추만 먹을 수는 없지. 전라도 화순에서도 한 포기 가져오고, 제주도 배추도 맛이 좀 다를 것 같으니 먹어봐야겠네. 경상도와 충청도산 배추도 빠질 수 없고'라면서 원산지별로 배추를 사서 김치를 각각 담가놓고 먹어야 맛과 영양이 충분할 거라고 생각하는 사람이 있을까요? 배추의 산지가 중요하다기보다는 싱싱하고 잘 자란 것을 사서 깨끗이 씻어 맛있게 버무려 먹으면 되죠. 다 같은 배추인데 원산지별로 사라고 하는 게 화장품 회사의 논리예요. 화장품을 종류별로 만들어놓고 다 갖추고 쓰지 않으면 불안하게

끔 끊임없이 광고를 해요. 클렌저 하나만 봐도 클렌징 오일부터 폼클렌저, 클렌징 로션과 크림까지 그 종류와 쓰임이 다르다고 하죠. 다 한 귀로 듣고 한 귀로 흘려 버리면 됩니다. 단, 화장을 하면 자기가 쓰는 메이크업 제품 라인에 전용 클렌저가 있을 거예요. 그 안에 해당 메이크업 제품에 들어간 성분을 잘 지워줄 특정 성분이 들어가 있을 거고요. 이럴 경우에는 전용 클렌징 제품으로 메이크업을 지운 후 가벼운 비누 세안을 하고 맑은 물로 씻어주면 충분합니다.

비누도 비싸고 특별한 걸 살 필요가 없습니다. 비누는 기본적으로 먼지 등 노폐물을 씻어내고 피부에 쌓인 피지와 화장품 성분에 있는 기름기 등을 잘 제거해주면 돼요. 그래서 비누 가격의 적정 단위는 천 원대입니다. 꼭 비누 형태의 클렌저 제품을 사야겠다고 하면 만 원 단위가 적당하고요. 그 이상의 비싼 제품을 쓸 경우 물론 더 나은 효과를 기대할 수도 있겠지만 가격 대비 효과로 생각하면 분명 과소비입니다. 힘들게 노력해서 번 돈을 비싼 비누 구입에 쓸 이유가 없죠. 다시 말하지만 특별한 자기 만족을 위해 고가의 화장품을 사서 쓰는 사람에게 뭐라고 하고 싶지는 않아요. 그것도 좋은 일일 수 있어요. 하지만 화장품에 큰돈을 들이지 못한다고 해서 자괴감이나 불안함 또한 갖지 말라는 거예요. 저렴한 제품을 사용한다고 피부가 나빠질 일은 전혀 없으니까요.

화장품을 고를 때 살필 것은 피부에 발랐을 때 트러블이 나지는 않는가,

피부가 편안하게 느끼는가 정도입니다. 우리나라만큼 화장품에 대해서 정부에서 엄격하게 규제하는 나라가 많지 않아요. 화장품 겉면에 특정 기능 및 성분을 표기하려면 식품의약품안전처(MFDS) 등의 기관에서 승인을 받아야 해요. 그래서 국산 화장품이 충분히 안전하고 품질이 좋다는 거예요. 출처 불명의 수입 화장품이 오히려 위험할 수 있습니다. 그러니 허가를 받은 화장품 중에서 자신의 경제 상황에 맞게 합리적으로 골라 쓰면 됩니다.

화장품 회사의 일방적인 논리에 휘둘리지 않으려면 여러분들이 광고를 통해 얻는 화장품 정보가 누구의 돈으로 만들어지고 있는지, 한 번만 생각해 보면 됩니다. 내 돈 들여서 내 물건을 확실히 알리려면 과장을 하거나 부정확한 예를 들게 되겠죠. 소비자에게 화장품 하나를 권하더라도 파는 이에게 이익이 되는 걸 권하지, 소비자에게 가장 이익이 되는 것을 권할까요? "고객님은 피부가 좋으니까 아무것도 안 발라도 돼요"라고 하는 매장이 있으면 그 곳은 믿어도 돼요. 어떤 화장품 매장에서는 피부 수분도를 측정해 주는데 그런 건 다 부정확할 수밖에 없어요. 수분도를 재기 직전에는 화장을 싹 지워야 하거든요? 이때 이미 약간의 알코올이 들어 있는 클렌저로 닦는다고요. 그러니까 누구나 기름기가 빠져 나가서 수분이 많이 날아간 상태가 되죠. 그러면 다 건조하다고 나올 수밖에 없어요.

우리가 돈을 많이 가져다주는 곳 중의 하나가 피부 관리실이죠. 그곳에 가서 누워 있는 시간 자체가 편안하게 느껴지잖아요? 공간도 멋지고 향기나 음악, 조도도 그럴듯하고요. 하지만 이 정도의 피부 관리를 받는다고 해서 피부가 크게 달라질 건 없습니다. 피부도 몸의 일부분이에요. 피부를 인위적인 방법으로 확 젊어지게 하고 병이 전혀 없는 건강한 상태로 만들 수 있다면 신체의 다른 장기나 부위도 똑같이 그렇게 할 수 있겠죠. 만일 그런 방법이 있다면 돈 많고 권력 있는 사람들은 늙거나 죽을 일이 없을 거예요. 사람의 평균 수명을 계산해 보면 건강 관리 여부를 떠나서 대부분 80세 전후로 비슷하게 살잖아요. 다시 말해, 건강을 돈 주고 살 수 있는 게 아니라면 피부 건강도 예외가 아니라는 겁니다.

피부 관리실에 다녀오면 피부가 좋아진 느낌이 든다? 보습 효과라고 보면 됩니다. 얼굴을 기준으로 피부의 가장 바깥쪽에는 서너 층의 각질이 있는데, 가장 바깥쪽의 겹쳐진 기왓장 같은 각질층은 늘 바짝 마른 상태랍니다. 마른 각질은 투명해서 기미나 잡티 등을 잘 드러나 보이게 하지요. 그 마른 각질이 물기를 잔뜩 머금으면 어떻게 될까요? 반투명의 젤 상태가 되면서 두껍고 말랑말랑하고 부드럽게 변하죠. 그러면 그 밑으로 비치던 기미나 잡티 등이 흐릿하게 보여요. 목욕탕에 다녀오면 얼굴이 맑고 깨끗해 보이는 이유이기도 한데, 영국의 과학자 존 틴달(John Tyndal, 1820~1893)이 발견한 현상이라고 해서 '틴달(Tyndal) 효과'라고 불러요. 예를 들어 해초의 일종인 한천은 말리면 얇아지고 다시 물에 넣으면 불어나죠. 한천이 마른 상태일 때는 얇고 투명해서 아래에 글자가 적힌 종이를 두면 그대로 보일 정도예요. 그런데 한천을 다시 물에 불리면 불투명해지면서 글자가 안 보여요. 이와 같은 효과가 피부 각질에서 일어난다는 거죠. 각질을 바짝 말려놓으면 피부 밑에 있는 기미나 잡티가 다 보여요. 하지만 보습제를 잔뜩 발라서 각질이 불어나고 두꺼워지면 피부 밑에 있는 잡티가 흐려지고 잘 안 보이는 거죠. 또 물기를 잔뜩 머금으니까 만지면 부드러운 거고요. 이 효과의 지속시간은 3~4시간 정도입니다. 그러니까 피부 관리를 받으면서 그 정도의 휴식과 보습 효과에 만족하면 괜찮은데, 기미나 잡티가 싹 사라지는 등의 치료 효과까지 기대하면서 돈과 시간을 무리하게 쓰고 있다면 그건 대단히 헛된 기대라는 거예요.

피부과에도 필요한 목적 이상의 기대는 하지 마세요. 피부에 혹이 생기면 쉽게 떼낼 수 있어요. 그러나 없어진 것을 만들어주고 망가진 것을 새것처럼 만드는 건 어려운 일이에요. 손가락이 없어졌다고 손가락을 원래 모습 그대로 만들어서 붙이는 게 쉬운 일이겠어요? 제가 항상 환자들에게 하는 얘기가 있어요. "고등학교 동창생들과 만났을 때 당신의 피부가 가장 안 좋고 늙어 보이면 피부 관리를 하세요. 지저분한 것들을 떼어내면 피부가 깨끗해 보이니까 조금 더 젊어 보일 수 있거든요. 그런데 동창생들 10명 중에 내 피부가 2~3등 정도 된다면 그 이상은 더 좋아질 게 없습니다. 그러니 그 정도에도 만족하고 다른 데 돈을 쓰세요." 그런데 사람들은 본인이 언제 졸업을 했든 5년 혹은 10년 정도 아래의 후배와 같아 보이게 해달라고 욕심을 부린다니까요. 저도 타고나길 꽤 동안인 편인데 50세가 넘으니까 검버섯이 피기 시작해요. 그러면 친구들이 "네 피부부터 관리 좀 해라" 그래요. 그러면 "됐어, 나 이대로 살아도 돼"라고 해요. 아무리 용을 써 봐야 내 피부가 40세 피부는 안 되는

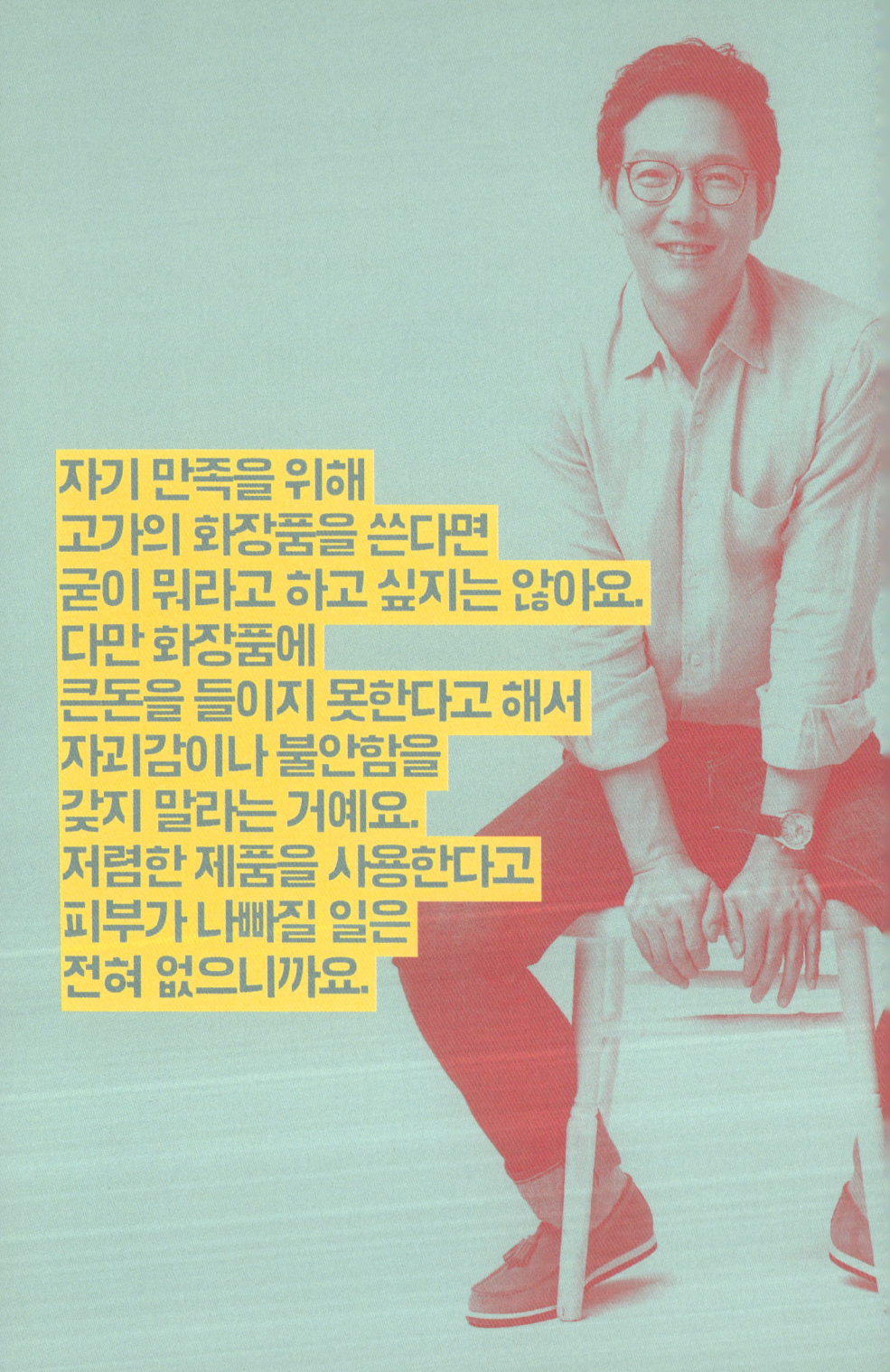

자기 만족을 위해
고가의 화장품을 쓴다면
굳이 뭐라고 하고 싶지는 않아요.
다만 화장품에
큰돈을 들이지 못한다고 해서
자괴감이나 불안함을
갖지 말라는 거예요.
저렴한 제품을 사용한다고
피부가 나빠질 일은
전혀 없으니까요.

걸 알고, 또 그럴 필요도 없잖아요.

요즘은 소위 '먹는 화장품'도 시중에 많이 나와 있죠. 피부 탄력에 좋다는 콜라겐을 섭취하고 싶으면 그런 것보다 도가니탕을 사서 드세요. 콜라겐을 덩어리로 먹게 됩니다. 돼지 껍데기도 전부 다 콜라겐이에요. 돈은 별로 안 들고, 맛은 맛대로 있잖아요. 아마 2,000~3,000원이면 돼지 껍데기 1인분을 사서 배불리 먹을 수 있을 거예요. 그런데 그게 콜라겐 제품이 되면 비싸지죠. 그러니까 나는 죽어도 돼지 껍데기는 못 먹고, 도가니 국물도 냄새가 나서 싫다는 사람이 아니면 1만 원 이하의 돈으로도 충분한 양의 콜라겐을 보충할 수 있습니다.

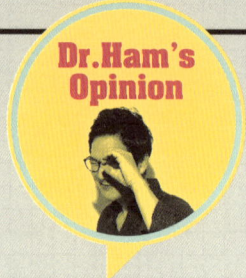

Dr.Ham's Opinion

광고는 항상 비판적으로 봐야 합니다. 인터넷에 유통되고 있는 정보는 조금 더 비판적으로 봐야 하고요. 정보는 스스로 수차례 확인을 해서 최대한 객관적인 검증을 한 후에 받아들여야지, 그대로 믿고 따르면 후회하는 경우가 많아요. 후회의 대가는 보통 자신의 돈으로 지불하게 되죠. 헛돈을 쓰게 된다는 말입니다. 다만 100원이라도 헛돈을 쓸 필요가 있을까요?

저는 최근까지 한 휴대폰을 4년간 사용했습니다. 잘 쓰기 위해 부단히 노력했죠. 아무렇게나 던져 놓는 일도 없고 늘 액정을 깨끗이 닦고 상의 주머니에는 항상 휴대폰 화면을 몸쪽으로 향하게 해서 집어 넣어요. 그러니 혹시 누가 지나가다 툭 치더라도 모서리가 살짝 부셔져 나갈지언정 액정이 깨질 일을 없었죠. 그런데 최근에 휴대폰이 완전히 고장이 났어요. 수리비가 많이 나와 새로 구입하는 금액과 크게 다르지 않길래 할 수 없이 새로 구입했죠. 차만 해도 제 차의 나이가 지금 11살인데, 3년 탄 마누라 차보다 더 깨끗해요. 그래서 보수주의(保守主義)는 '물건을 보수(補修)해서 오래 사용하자'는 주장인 거죠. 자주 새것으로 바꾸고, 갈아타고, 변심하는 게 아니라 갖고 있는 것을 소중하게 쓸고 닦고 깨끗이 사용하는 겁니다. 이런 얘기를 하면 듣는 사람들이 다 거북해하죠. 하기 싫고 귀찮은 일이거든요. 마누라조차도 내가 답답하게 산다고 싫어하니까, 말 다했죠. 그래도 피부든 물건이든 일단 내 것이 되면 소중하게 아끼고, 그 쓰임에 맞게 잘 사용하는 것이 먼저입니다.

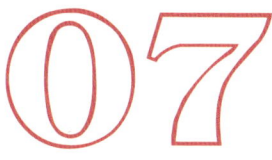

수면, 식사, 스트레스 3가지면 다 설명된다

"

자, 이제 본론으로 들어가서 돈은 많이 안 들면서 합리적으로 젊어지는 방법을 알려 드리겠습니다. 일단 일찍 자고, 일찍 일어나세요. 잠을 '푹' 자라는 말이죠. 그리고 세 끼 식사를 가능하면 제 시간에 정량으로 반드시 챙겨 드세요. 뭘 먹는가는 중요하지 않습니다. 아침에 삼겹살을 먹어도 되고, 점심에 피자를 먹어도 좋아요. 대신 시간을 맞춰 거르지 말고 드세요. 마지막으로 하루에 한 시간씩 꼭 운동을 하세요. 어떤 형태의 운동도 좋습니다. 출근할 때 계단을 올라 다니든지, 학교나 회사 근처를 한 바퀴 돌든지 자기 능력에 맞게 꾸준히 운동하는 습관을 들이세요. 단, 야외 운동을 할 때는 자외선 차단제를 반드시 바르십시오. 이 정도만 지키면 피부가 이전보다 반짝반짝, 탱글탱글해집니다. 너무 간단하다고요? 이 정도만 해도 쉬운 일이 아닐걸요? 요즘 세상엔 일찍 자고 일찍 일어나는 것도 쉽지 않아요. 잠을 제대로 못 자면 피부는 무조건 칙칙해집니다. 잠만 제대로 자도 비싼 화장품을 못 써서 피부가 안 좋다는 속상함을 느낄 일이 절대 없을 거예요.

피부에 재생 시간이 따로 있다는 이야기는 조금 과장된 거고요, 잠은 정신 건강을 위해서 자야 하는 겁니다. 지난 수백만 년 동안 인간은 해가 뜨면 움직이고 해가 떨어지면 자는 쪽으로 진화되어 왔어요. 그러나 에디슨이 전기를 발명하고 나서는 생활 패턴이 바뀌기 시작했죠. 요즘 사람들의 생활 패턴대로라면 수천 년, 수만 년 후에는 인간이 밤에 활동을 해도 건강하게 살아갈 수 있도록 진화될지도 모르겠어요. 그러나 아직은 낮에 일하고 밤에 자는 쪽으로 생리 주기가 맞춰져 있습니다. 특히 한참 일하고 난 사람의 뇌는 밤 10~11시부터 최소 6시간 동안 쉬어주어야 합니다. 그때 못 자면 스트레스를 많이 받게 되죠. 스트레스를 많이 받으면 피부만 나빠지는 게 아니라 머리끝부터 발끝까지 다 나빠져요. 반대로 이 시간에 잘 자면 우리 몸은 건강해집니다. 최소한 10시나 11시에는 침대로 들어가야 해요. 할 일이 있으면 차라리 새벽에 일찍 일어나서 하세요.

자, 운동은 건강과 어떤 관계가 있을까요? 암이 생기는 가장 큰 원인은 유전과 스트레스입니다. 당뇨를 일으키는 요인도 첫째는 유전, 둘째가 스트레스입니다. 여드름이 발생하는 가장 큰 요인도 유전이고 둘째가 스트레스입니다. 운동이 유전까지 바꾸지는 못하지만 스트레스는 해결해 줄 수 있지요. 단, 음식을 골고루 먹는 것처럼 운동도 골고루 하는 게 가장 좋기는 합니다. 몸이 필요로 하는 운동은 세 가지예요. 심폐량을 늘리는 운동, 근육을 만드는 운동, 유연성을 좋게 하는 운동이지요. 각각 대표적인 것을 말하라면 달리기, 헬스, 요가 등이 있겠죠. 그러나 상황과 체력에 맞게, 하고 싶은 거 하면 됩니다. 걷는 게 좋으면 걷고, 수영하는 게 좋으면 수영을 하고, 팀 플레이가 좋다면 야구를 해도 좋아요. 만약 야구만으로는 조금 부족하다 싶으면 러닝머신에서 한 30분 먼저 뛰고 그 다음 공을 던지면 되죠. 시간이 있다면 산에 오르는 게 가장 좋기는 하고요. 중요한 건 늘 운동을 생활과 밀접하게 연관시켜 두어야 꾸준히 하게 된다는 거예요.

일을 다 마치고 저녁때 집에 가서 운동을 하겠다? 이건 거짓말입니다. 술 약속에 안 가고 집에 가서 운동을 한 후 잔다고요? 헛소리입니다. 돈 남으면 저축하겠다는 말이랑 똑같습니다. **부자가 되려면 저축부터 하고 남는 걸로 쓰는 거고요, 건강해지려면 아침에 일어나서 먼저 운동을 하고 학교나 직장에 가는 겁니다. 반드시 새벽에 운동부터 하세요.** 그러면 일생을 행복하게 살 수 있습니다. 비아그라 찾는 남자들, 아침 일찍 일어나 30분씩, 1시간씩 운동하면 그런 약은 찾을 필요가 없습니다. 운동은 저축과 같아요. 지금부터 하는 겁니다. 그러면 피부만 좋아지는 게 아니라 전신 건강이 다 좋아집니다.

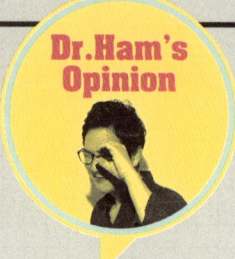

Dr.Ham's Opinion

건강하게 사는 방법을 '제때 먹고 제때 자고 스트레스 관리하는 것'이라고 하니 왠지 잔소리 같습니다. 지겹도록 들은 뻔한 얘기지만 아직도 잔소리처럼 들어야만 하죠. 생각해보면 이거 다 초등학교 때 배운 것들인데 말이에요. '몰라서 못하는 사람 아무도 없다. 배우고 안 해서 문제다'고 흔히 말하죠. '학습'이라는 게 '배울 학(學)', '익힐 습(習)'자로 〈논어〉에서 '배우고 때로 익히니'라고 이야기를 했어요. 배우면 익혀서 행동이 변해야 하는데, 우리나라 사람들은 '학(學)'만 하고 '습(習)'은 안 하는 것 같아요. 그러면 아는 것은 많아지는데 변화와 발전이 없게 되죠. 예를 들어 나라에 큰 사건이 하나 터지면 그것을 통해 배우고 익혀서 행동이나 제도가 변해야 하는데, 사건이 대충 잊혀지고 나면 원래대로 다시 돌아가요. 그건 사회적 문제나 개인적인 건강 관리도 마찬가지인 것 같습니다.

저는 보통 밤 10시나 11시에 잠들어 아침 6시면 일어나 운동부터 해요. 물론 상황에 따라 아침에 못 하면 저녁에 하기도 하죠. 하루도 운동을 빼먹는 날은 없으니까 저녁때도 하긴 하지만 이 스케줄은 여간 힘든 게 아니에요. 아침 6시에서 8시까지 집 바로 앞 헬스장에서 운동을 하고, 9시까지 밥을 먹고 준비를 한 후 9시 반에 출근을 해서 오후 6시 반까지 진료를 하죠. 퇴근 후 집에 와서 저녁을 먹고 7시 반이나 8시가 되면 TV를 보거나 책을 읽다가 10시나 11시쯤 잠자리에 들죠. 이게 나의 일상적인 스케줄이에요. 나도 때때로 밤 12시에 잘 때가 있어요. 중요한 건 항상 아침 6시에 깬다는 거예요. 보통 수면 시간이 7~8시간이라서 6시간밖에 못 잔 날은 일찍 일과를 마치고 들어가 전날 부족했던 잠을 보충하죠.

잠을 충분하게 못 잔 사람은 진료실에 들어올 때 얼굴만 봐도 딱 알아요. 물론 4시간만 자도 충분한 사람은 병원에 오지를 않죠. 현대그룹의 창업자 고 정주영 회장이 그런 분이죠. 삼성그룹의 고 이병철 회장은 8시간은 자야 일을 하는 분이었고요. 그래서 두 분이 사람을 쓰는 스타일이 정반대였다고 해요. 하루에 7~8시간을 자야 하는 분은 똑똑하고 믿을 만한 사람을 잘 골라서 일을 맡기고 보고만 짧게 받는 스타일이었겠죠. 그래야 7~8시간을 충분히 잘 수 있으니까요. 반면 4시간만 자도 거뜬한 분은 본인이 다 직접 챙기는 스타일이고 옆에 있는 사람들은 이를 돕는 역할을 했다고 합니다. 수면 시간에 따라 건강 스타일이 달라지고 건강 스타일에 따라 일의 스타일이 달라진다는 걸 알 수 있는 재미있는 비교죠.

피곤해서 피부가 나빠진 사람에게 일찍 잠자리에 들고 잠을 충분히 자는 것부터 하라고 하면 이렇게 말하죠. "해야 할 일이 많은데 어떡해요?" 그럼 자, 생각을 해보자는 거예요. 늦게 자고 피곤해서 생기는 병 중에 하나가 지루성 피부염인데, 의사가 일단 약을 줘서 고쳐줬어요. 그런데 또 피곤하고 잠을 늦게 자서 지루성 피부염이 재발했어요. 그럼 의사디러 어쩌라는 건가요? 내 몸이고, 내 삶인데, 그 정도 상황이 되면 본인이 나서서 좀 진지하게 생각을 해봐야 될 거 아니에요? **병을 계속 앓으면서 돈을 벌 건지, 혹은 돈을 좀 덜 벌거나 안 벌고 안 아플 건지 말이에요. 시간을 더 효율적으로 활용할 방법을 고민해 볼 수도 있고요. '피곤하고 힘들지만 일은 해야 하고 공부도 해야 한다'는 도그마에서 빠져 나오지 못하면 어느 것도 속 시원하게 해결하지 못하고 다람쥐 쳇바퀴 돌 듯 집과 병원을 반복해서 다닐 수밖에 없습니다.** 그래서 저는 '무조건 하면 된다'는 신념도 굉장히 위험하다고 생각해요. 무조건 해서 될 일이 별로 없어요. 해도 안 되는 일이 훨씬 많아요, 특히 건강에 관해서는. 4시간만 자고 일해도 되는 사람이 있고, 8시간은 자야 일을 할 수 있는 사람이 있다니까요. 8시간을 자야 되는 사람도 4시간만 자면서 참고 일을 하겠죠. 의지가 있으니까. 그러다가 '스티브 잡스'처럼 되는 거예요. 미안한 말이지만, 55세에 암이 생겨 죽을 수도 있다는 말입니다.

스트레스가 극복 가능한 것이어야 도전이 되는데, '내가 지금부터 노력해서 타이거 우즈가 되겠다', '류현진이 되겠다'고 하는 건 가능하지도 않고 말도 안 되는 소리죠. 비슷한 예로 우리나라 아이들을 볼 때 안타까운 경우가 어려서부터 위인전을 읽히는 거예요. 어려서부터 위인들의 삶을 롤모델로 삼아서 열심히 살자는 것인데, 어른이 돼서 다시 생각해 보니까 보통 사람은 죽었다 깨어나도 그렇게 살아가는 게 불가능한 일이었다는 거예요. 몇백

년에 한 번 나올 만한 사람들을 롤모델로 삼아서 괜히 스트레스를 받을 필요가 있냐는 거죠. 내가 의사라고 슈바이처를 롤모델로 삼는다면 얼마나 힘든 일이겠어요? 어른도 하기 힘든 걸 우린 아이들에게 시키고 있다는 겁니다. 그러니 아이들이 얼마나 힘들겠어요? 너무 어려운 건 하지 말자고요. 너무 스트레스 받게 하지 말자고요. **내가 한 발짝만 더 내디디면 갈 수 있는 정도의 거리라야 겪어낼 수가 있지, 산에 가 본 적도 없는 사람이 등산을 해야겠다는 생각이 들었는데 하필 맨 처음 쳐다본 곳이 에베레스트 산꼭대기라면 가고 싶겠어요?** 북한산이나 청계산도 좋고, 동네 뒷산도 좋아요. 그런데 우리는 에베레스트 정상에 깃발을 꽂지 않으면 다 실패한 인생처럼 생각한다는 겁니다.

물론 스트레스를 극복해야 발전이 있는 것도 맞죠. 스트레스를 극복하기 위해서는 우리 몸이 버텨줘야 하는 거예요. 정신적인 목표가 있으면 육체도 같이 버텨줘야 그걸 해낼 거 아니에요? 예를 들어 내일이 시험인데 오늘 4시간만 자도 내일 맑은 정신으로 일어나 시험을 잘 보려면 체력이 받쳐줘야 하는 거죠. 그래서 운동을 해야 하는 겁니다.

CHAPTER 2
Skin-Ship

피부와 바른 관계 맺기

'아름다워 보이고 싶다'는 욕망에서 비롯된, 피부에 관한 오해와 편견이 얼마나 많을까요? 그 안에는 우리의 밑도 끝도 없는 기대와 욕심, 누군가가 퍼뜨린 과장되거나 잘못된 이야기 등이 다 버무려져 있을 겁니다. 그 결과로 지금 자신도 모르게 내 피부를 얼마나 해치고 있었는지, 깨닫고 나면 깜짝 놀랄지도 모릅니다. 정보가 얼마나 많은가는 중요하지 않습니다. 얼마나 객관적이고, 과학적 입증이 된 진실인지가 중요하죠. 피부와 제대로 '스킨십'을 하기 위한 피부 진실 게임, 지금부터 시작해 볼까요?

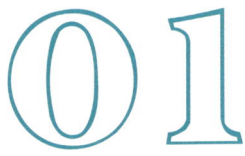

잘못된 인과관계의 오류
기름진 음식이 정말 여드름을 유발시킬까?

"

'포도주를 마시면 심장병 예방에 도움이 된다', '맥주나 양주를 먹는 독일 사람보다 프랑스 사람의 심장병 발생률이 낮다'라는 말, 들어보셨죠? 그때마다 와인에 들어 있는 타닌 또는 폴리페놀 성분이 노화나 심장병 예방에 도움을 준다는 과학적인 설명도 곁들입니다. 하지만 이를 자세히 들여다보면 이 내용이 실린 논문은 상당히 문제가 있다는 걸 알 수 있습니다. 논문을 쓴 사람이 '프랑스와인협회'의 후원을 받았다는 것 또한 조사를 통해 확인되었고요.

진실은 '술은 다 똑같다'는 거죠. 알코올 성분은 심장병에 똑같이 해롭습니다. 굳이 와인의 좋은 점을 찾자면 치킨이나 포테이토칩 등 심장에 부담이 되는 음식들을 안주로 삼아야 맛이 나는 맥주와는 달리, 아예 안주를 곁들이지 않거나 치즈 혹은 과일 등과 함께 즐기기 때문에 심장에 부담을 적게 준다는 겁니다. 와인과 심장병의 경우처럼, 음식과 피부가 관련이 있다고 주장하는 사람은 많습니다. 하지만 결정적으로 '음식과 피부는 관련이 없다'고 명확하게 밝힌 연구 논문이 나와 있다는 겁니다.

'아이스크림을 많이 먹으면 피부에 트러블이 생긴다', '돼지고기는 여드름에 안 좋다', '초콜릿을 먹으면 여드름이 악화된다'는 이야기들이 도니까 1960년대 중반 미국에서 보건복지부 지원으로 연구 논문을 진행했어요. 100명의 사람들을 각 50명씩 두 팀으로 나눠 따로따로 방에 들여보낸 후 한 팀에만 여드름을 유발한다는 특정 음식들을 먹도록 한 거예요. 충분한 기간 동안 이 음식들을 섭취하게 한 다음에 여드름 개수를 헤아려보니 그렇지 않은 그룹과 별 차이가 없었다는 거죠. 그 후 이 정도로 과학적으로, 다른 어떤 개입 없이 연구된 논문은 없습니다.

그럼에도 여전히 탄수화물을 많이 먹으면 여드름이 심해진다고 주장하는 사람들이 있어요. 그러나 제가 보는 관점은 스트레스를 받으니 여드름이 생긴다는 것입니다. 스트레스를 받으니 여드름이 나고, 또 스트레스를 받아서 단것을 많이 먹게 된다는 거예요. 몸은 스트레스를 받으면 단맛(탄수화물)이 당기게 돼있어요. 인슐린 분비가 많아져 혈당이 떨어지면서 그런 것이죠. 인과 관계는 스트레스와 여드름의 관계이지, '단것을 많이 먹었더니 여드름이 생기더라'는 아니라는 거죠.

하나 더, 포화지방을 먹고 운동을 안 해서 그렇지 포화지방 자체가 원래 나쁜 걸까요? 단백질, 지방, 탄수화물은 다 우리 몸에 유용한 성분들이에요. 지나치게 많이 먹어서 병을 일으킬 수는 있지만 정상적인 사람이 정상적으로 식사하는 범위 내에서 지방을 먹어서는 건강을 악화시킬 일은 없다는 거죠. 만일 포화지방이 몸에 필요 없는 거라면 장이 알아서 다 배설시켜 버릴 거예요. 그런데 필요한 거니까 몸이 알아서 저축을 하고 있는 거죠. 이 때 저축량이 너무 많으면 적당히 운동해서 빼면 됩니다. 그러니 피부에 안 좋은 음식은 없습니다. 골고루 다 드세요. 단, 무엇이든 지나치게 쌓이면 안 좋으니까 많이 먹게 될 경우 운동해서 다 태워 버리면 됩니다.

기름진 음식이나 인스턴트 음식 등을 많이 먹으면 여드름이 생긴다는 말도 별 근거 없는 상상을 통해 나온 말입니다. '여드름도 기름의 일종이니까 기름진 음식을 먹으면 여드름이 생기지 않을까?'라는 식인 거죠. 그러나 여드름과 이러한 음식의 인과 관계는 '제로(0)'입니다. 기름진 음식을 많이 먹으면 피하지방이 많아져서 살이 찌지, 그 기름이 피부로 분비되는 건 아니라는 거예요. 그렇게 생각하면 체중이 많이 나가는 사람이나 피하지방이 두꺼워서 배가 나온 사람이 여드름이 더 많이 날까요? 아니요. 다만 삼겹살을 구워먹을 때 기름이 많이 튀니까 모공을 막을 수 있는 데다 삼겹살에 술을 곁들이면서 늦게까지 놀다가 정작 집에 가서는 제대로 씻지도 못하고 피곤해서 쓰러져 잤다고 하면 다음 날 여드름이 날 수 있어요. 기름이 모공을 막은 데다 씻지도 못하고 수면 시간도 부족했을 테니까요. 그러면 몸은 스트레스를 느끼죠. 스트레스를 느끼면 스트레스 호르몬이 분비되고 그 호르몬이 피지 분비량을 늘리는 거예요.

유일하게 김이나 미역 등 해조류와 여드름 사이에 개연성이 있습니다. 갑상선에 문제가 생겨서 치료 목적으로 요오드화 칼륨(KI)을 복용하는 경우에 요오드 성분을 과량 복용해 여드름이 생길 수 있는 거예요. 그런데 그때 투여하는 요오드의 양이 미역 한 타래와 김 500장 정도에 들어 있는 양이에요. 참고로 미역 한 타래로 국을 끓이면 100명은 족히 먹을 수 있을 거예요. 그러니 김이나 미역, 그 자체가 여드름을 유발하려면 한 사람이 김을 하루에 500장, 미역은 하루에 한 타래는 먹어야 되는데, 그렇게 되려면 여드름이 나기 전에 아마 배가 터져서 응급실부터 갈 겁니다. '그래도 가능성이 있으니 미역을 먹으면 여드름이 나지 않겠느냐'고 말하는 사람들이 있다면, 전혀 과학적인 말이 아니니 현혹되지 마세요. 미역국? 맛있으면 서너 그릇이라도 드세요. 초콜릿? 배가 고플 때, 기운이 없을 때 살 안 찔 만큼만 드세요.

인스턴트식품이 피부를 비롯해 건강에 무조건 나쁘다는 이야기도 하는데 이렇게 비유해 보면 쉬워요. 저한테 칼이 한 자루 있어요. 이 칼을 메스(수술이나 해부를 할 때 쓰는 작은 칼)로 삼아 응급 환자를 수술했어요. 칼이 좋은 걸까요, 나쁜 걸까요? 좋은 거죠. 그런데 이 칼을 강도가 빼앗아서 사람에게 상해를 가했어요. 좋아요, 나빠요? 이때는 나쁜 겁니다. 칼이라는 물건도 누가 어떻게 쓰느냐에 따라 좋게 쓰이기도 하고, 나쁘게 쓰이기도 한다는 거예요. 세 끼 밥을 잘 챙겨 먹고 있는 상황에서 인스턴트식품을 굳이 찾아서 먹을 이유는 없지만, 어떻게 하다 보니 찌개를 끓여 밥을 챙겨 먹을 시간은 안 되고 햄버거를 사 먹을 시간 정도는 된다고 하면 그냥 굶는 게 나을까요, 먹는 게 나을까요? 이럴 땐 먹는 게 답입니다. 인스턴트 음식은 그럴 때 먹으라고 만들어진 거예요. 식사를 거르면서 받는 스트레스가 건강에 훨씬 나빠요. 그러니 그때 햄버거를 먹으면서 불안에 떨지 마세요. 몸에 해롭지 않을까, 방부제가 많이 들어 있지는 않을까, 살이 찌거나 여드름이 생기지 않을까 고민하고 먹으면 스트레스가 쌓여서 정신 건강에 해롭습니다. '오늘은 시간이 안 되니까 햄버거를 맛있게 먹어봐야겠다'고 생각하며 기분 좋게 드십시오. 행복하게 먹는 음식은 우리 몸에 좋은 음식입니다. 그렇지만 세 끼를 다 인스턴트 음식으로 때우지는 마세요. 챙길 수 있으면 밥을 잘 차려 먹는 게 좋지만 바쁠 때는 가끔 그렇게 먹어도 된다는 겁니다.

음식을 피부에 발라서 피부가 좋아질 거라고 기대하는 것도 과학적 근거가 없는, 단지 희망사항일 뿐이에요. 녹차를 마시면 몸이 그 속의 좋은 성분을 흡수해서 항노화나 항염 작용을 기대할 수는 있지만, 그마저도 여드름이 좋아질 정도가 되려면 엄청나게 많은 양을 마셔야 합니다. 그냥 '좋은 음식이구나' 하고 한두 잔 기분 좋게 마시는 거지, 이걸로 여드름을 고쳐보겠다거나 더군다나 녹차 팩으로 여드름을 뿌리뽑겠다는 건 지나친 기대죠.

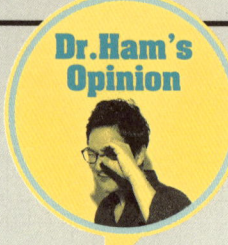

Dr. Ham's Opinion

모든 정보를 대할 때 과학적이냐, 논리적이냐, 합리적이냐 세 가지 기준으로 거르는 것이 좋습니다. 그러니까 궁금한 게 생기면 관련 논문이든, 추가 자료든 더 찾아서 면밀히 확인해야 합니다. 특히 온라인상의 근거 없는 주장이나 일방적인 정보는 몇 번이고 걸러서 봐야 돼요. 인터넷에 글을 올리는데 그 글이 정확한지 아닌지 걸러내는 게이트 키퍼(gate keeper)가 있나요? 정보 출처가 어디인지도 모르고, 누가 올린지도 알 수 없는, 누구나 자판 몇 번만 두드리면 나오는 그런 정보를 어떻게 그대로 믿을 수 있을까요? 학생들은 수학과 과학 공부를 어려워하는데 이를 교육하려 들지 않는 분위기가 이러한 결과를 가져오는 데 일조했다는 생각이 듭니다. 추론과 논리, 검증과 확인이 기본인 수학과 과학 공부를 탄탄하게 하면 인터넷을 맹신하는 분위기가 좀 나아질 수 있지 않을까요?

저는 친절한 의사는 아니에요. 환자의 치료를 위해서라면 독설이든 직언이든 얼마든지 해요. 당장은 매우 거슬리는 잔소리일 수 있죠. 그런데 이런 잔소리에 귀를 기울이지 않거나 자신이 알고 있거나 오랫동안 믿어 온 엉터리 의학 정보를 주장하며 의사의 설명을 무시하는 경우를 흔히 볼 수 있어요. 전문가의 과학적이고 근거가 있는 말에 귀를 기울일 줄 아는 합리적이고 과학적인 사고 방식이 필요합니다.

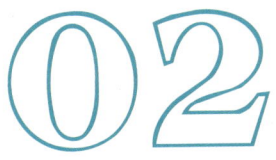

의도 확대의 오류
비타민 화장품은 정말 미백 효과가 클까?

> 피부는 흡수 능력이 없다는데도 화장품 성분은 참 다양하게 개발돼서 나옵니다. 각종 꽃 추출물에 달팽이 점액 추출물, 캐비아, 이제는 뱀독을 활용한 것까지 말이죠. 그러나 그저 다 좋은 보습제일 뿐입니다. 예를 들어 달팽이의 점액 추출물은 그 끈적끈적한 게 대부분 '히알루론산'이라는 물질인데 이건 관절에도 들어 있고 피부의 진피 성분으로도 들어 있어요. 또한 음식으로 제일 쉽게 생각할 수 있는 것이 돼지 껍데기고요. 이 성분이 피부에 발랐을 때 그대로 쏙 흡수돼서 피부를 팽팽하게 만들어주면 좋겠지만 그건 욕심이자 기대, 희망사항일 뿐이에요. 히알루론산은 고분자 물질이라 어떤 방법으로도 절대 피부 속으로 밀어 넣을 수가 없습니다. 그런 물질들이 피부 속으로 들어갈 수 있다면 외부의 세균이나 바이러스들도 신나서

피부 속으로 들어갔겠죠? 그럼 우리는 이미 세균 감염으로 죽었을 겁니다. 화장품에서 가장 큰 효과를 기대할 수 있는 건 자외선 차단제예요. 고가의 크림이나 에센스에 지불할 돈이 있다면 자외선 차단제를 사서 아끼지 말고 매일 열심히 바르세요. 그건 분명히 과학적으로 효과가 입증이 됐습니다. 그 외의 화장품 속 성분들은 이론적으로 피부에 유용할 수는 있겠지만 피부 속에 들어가서 기대하는 만큼 기능성 효과를 발휘할지에 대해서는 회의적입니다.

그렇다면 피부에 바르는 약은 어떨까요? 이 경우에도 겨우 표피층 정도만 침투해서 치료 효과를 얻는 거예요. 그것도 피부 침투를 목적으로 특수한 제형으로 잘 만들어진 제품에 한해서 그런 것이지요. 광고에 흔히 등장하는 각종 기능성 화장품들의 성분들까지 이러한 약처럼 흡수되어 그 기능을 발휘하는 건 어렵다고 보죠. 화장품 성분으로 인기가 좋은 비타민-C도 마찬가지예요. 순수한 활성 비타민-C를 피부에 직접 바르면 분명히 미백효과가 있고, 우리 피부 속에서 활성 비타민-C는 멜라닌 세포가 멜라닌 색소를 만드는 과정을 억제하는 작용을 합니다. 문제는 우리가 바르는 비타민-C 화장품에는 이 순수 활성 비타민-C가 충분하게 들어 있지 않다는 거예요. 이 활성 비타민-C는 굉장히 불안정한 성분입니다. 자외선을 쬐어도, 공기와 접촉을 해도 금세 깨지는 특성을 지니고 있어 제품화하는 과정에서 이미 다 분해되어 버린다는 뜻이에요.

그래서 생각해 낸 방법이 순수 활성 비타민-C에 보호막을 코팅해서 분해

히알루론산은
고분자 물질이라 어떤 방법으로도
절대 피부 속으로
밀어 넣을 수가 없습니다.
그런 물질들이 피부 속으로
들어갈 수 있다면
외부의 세균이나 바이러스들도
신나서 피부 속으로 들어갔겠죠?
그럼 우리는 이미
세균 감염으로 죽었을 겁니다.

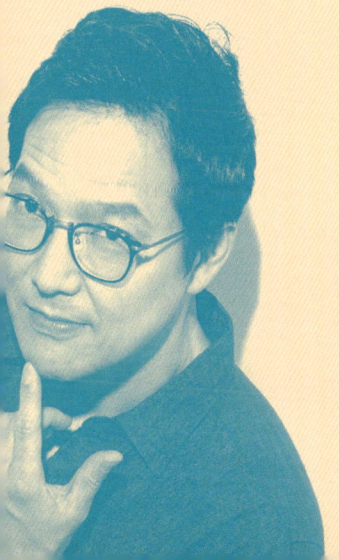

를 막는 거죠. 그 대신 그 보호막 때문에 피부에 비타민-C가 흡수되지 않고 그저 피부의 겉면에 발라져 있게 됩니다. 일반적으로 비타민-C가 들어간 미백 화장품을 발랐을 때 피부가 정말 환해 보였다면 그건 보습 효과가 좀 더 좋은 화장품이었던 거예요. 게다가 절대로 미백 화장품은 발라서 당장 밝아질 수가 없습니다. 몇 달은 꾸준히 발라야 하죠. 비타민-C 화장품의 효과를 제대로 보려면 순수 활성 비타민-C를 잘 보존했다가 사용하는 순간에 믹스해서 바르면 돼요. 단, 그 기술과 처리 과정에서 비용이 많이 들어가므로 제품 가격은 상당히 비싸집니다.

비타민 주사라는 것도 과학적으로 그 효과가 입증된 것은 아닙니다. 저는 제가 하지 않는 것은 환자에게도 권하지 않아요. 매일 제때 밥 잘 먹고, 후식으로 과일도 충분히 먹으면 비타민-C가 몸 안으로 흡수되는데 일부러 2시간여를 허비해 가며 혈관을 통해 비타민-C를 직접 넣을 이유가 있을까요? 지금 대한민국에서 질병 때문에 소화, 흡수를 잘 못하는 일부 환자들을 빼면 전체적으로 영양이 부족한 사람은 많지 않습니다. 반대로 운동이 부족한 사람은 넘쳐나죠. 기본을 실천하지 않으면서 건강을 기대하지 마세요. 술을 마시고 담배를 피우고 시간 나면 드러누워만 있으면서 '건강하게 오래 살고 싶다'는 생각을 하지 말라는 거예요. 그건 불가능한 얘기니까요. **기본은 다 알지만 그걸 하기 싫어하는 사람들의 심리를 이용해서 "이거 먹으면 좋다", "이걸 사용하면 오래 산다"라는 상술이 판을 치는 겁니다.** 어떤 사람이 술을 마시면 기분이 좋아져서 오랫동안 자주, 그리고 많이 술을 먹었다고 쳐요. 그럼 그 사람은 적어도 자신이 알코올 중독이 되거나 혹은 알코올성 치매가 오거나, 술로 인해 간이 상해서 일찍 죽을 수도 있겠구나, 예상을 하고 각오도 하라는 거예요. 그리고 정말 그런 병이 찾아들면 몰랐던 바도 아니니까 그저 받아들이면 돼요. 대신 남들이 오래 살면서 즐길 만큼의 술은 이미 다 마셨으니까 됐잖아요. 그런데도 막상 병이 생기면 내가 왜 이렇게 됐나 싶고 억울한 심정마저 들어 그때부터 당황하거나 분주해지는 게 일반적인 모습입니다.

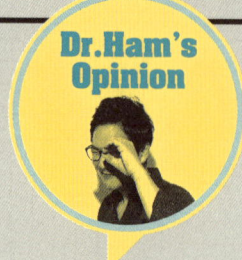

Dr. Ham's Opinion

일반적으로 화장품은 피부에 보습 효과만으로도 도움이 됩니다. 인간과 가장 가깝다는 원숭이류가 매일 세수를 할까요? 세수를 매일, 하루에 두 번씩 하지 않는다고 얼굴에 뭐가 나던가요? 자연적으로 봤을 때는 사실 안 씻는 게 맞고, 안 씻으면 문제도 안 생깁니다. 그런데 인간은 이미 자연의 섭리와는 다르게 사회를 형성하고 나름의 문화를 만들어서 살아가잖아요. 사람이 왜 세수를 하죠? 얼굴이 깨끗해야 보기에 좋고 냄새를 풍기지 않는 게 또 도리인 거예요. 그러다 보니 세안도 비누까지 써서 하게 됐죠. 세안을 해서 각질층이 떨어져 나가니 보습제도 발라야 돼요. 세안이라는 행위 하나만 보더라도 인간은 이미 자연의 순리를 벗어나 사는 거지요.

사실 요즘 인간이 80, 90세까지 사는 것도 자연의 섭리에는 어긋나는 거예요. 천수를 다 누리고 죽는 동물이 인간 말고 어디 있어요? **사람은 천수를 누리고도 그보다 더 오래, 더 아름답게 살고자 하는 욕망이 있으니 사는 날까지 피부가 깨끗하기를 바라죠.** 인간의 삶은 이미 자연과 유리되기 시작했어요. 그래서 화장품도 발라야 돼요. 그럼 무조건 많이 바른다고 좋은 거냐? 그게 아니라 우리가 자연에서 벗어나서 하고 있는 행동 때문에 생기는 부족한 점을 채우는 정도면 된다는 겁니다.

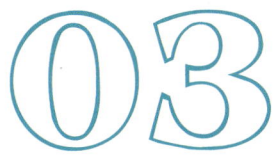

흑백 논리의 오류
피부 약의
부작용은 심각한가?

"

B형 간염 보균자는 혹시라도 간 손상의 위험을 생각해 피부과 처방 약뿐 아니라 어떤 약이라도 되도록 먹지 않는 것이 좋습니다. 그 흔한 아스피린을 먹어야 할 때조차도 B형 간염 보균자는 내과 주치의와 상의를 해서 신중하게 복용 여부를 결정해야 합니다. 약은 간에서 대사가 이루어지기 때문에 손상된 간을 더 나쁘게 할 수 있는 가능성이 있다는 거죠. 그러나 그런 특정 질환이 없는 일반인이 여드름 약을 이야기할 때 효과보다 부작용을 먼저 말하는 심리 상태는 어떻게 설명할 수 있을까요? 공부는 하기 싫은데 좋은 대학은 가고 싶다, 일은 열심히 안 해도 연봉이 많으면 좋겠다는 심리와 비슷하지 않을까요?

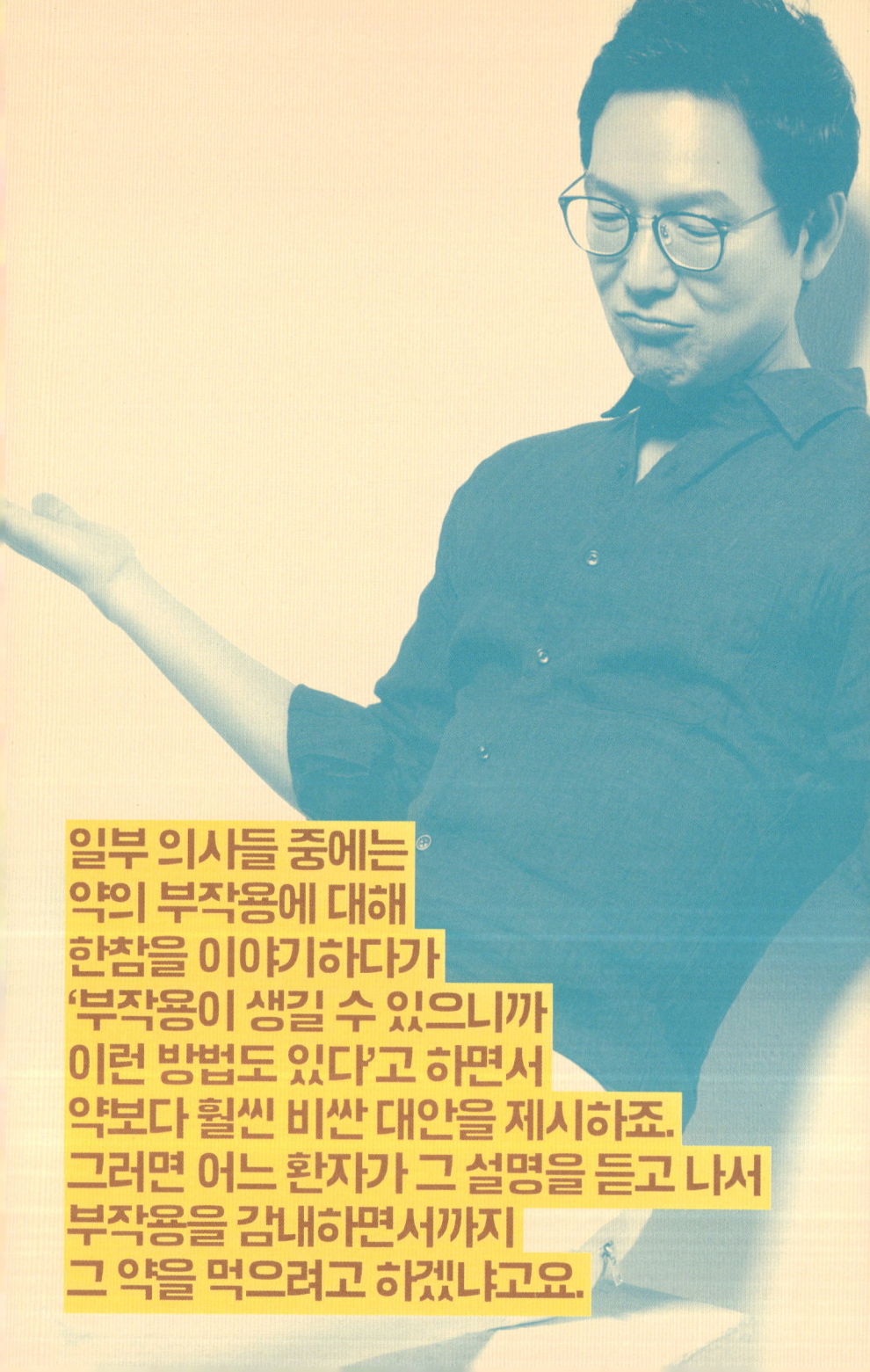

일부 의사들 중에는
약의 부작용에 대해
한참을 이야기하다가
'부작용이 생길 수 있으니까
이런 방법도 있다'고 하면서
약보다 훨씬 비싼 대안을 제시하죠.
그러면 어느 환자가 그 설명을 듣고 나서
부작용을 감내하면서까지
그 약을 먹으려고 하겠냐고요.

약을 꼭 먹어야 하는 상황이고 먹어도 되는 사람이라면 일단 약에 대한 두려움을 버리는 것이 필요합니다. 사람들은 보통 열이 나거나 초기 감기 증상이 나타날 때 쉽게 아스피린을 복용합니다. 이제 아스피린은 편의점에서도 쉬이 살 수가 있죠. 그럼 먼저 아스피린의 사용 설명서에 적혀 있는 부작용에 대한 설명을 읽어 보시고, 그런 다음 먹는 여드름 약으로 종종 처방되는 로아큐탄(Roaccutane)의 부작용에 대한 설명도 읽어보세요. 두 장을 다 읽고 난 후에 먹는 여드름 약을 두고 불안해할 건지 아닌지를 결정해 보세요.

여드름 약의 부작용 중 하나인 기형아 발생은 자궁 속에서 발생 과정에 있는 태아에게만 문제가 되는 것이에요. 이건 아스피린은 물론 다른 모든 약이 마찬가지죠. 또 의사의 처방과 약사의 복약 지도를 받은 후 그것을 잘 지켜 먹으면 그 밖의 부작용이 생길 확률도 최소화할 수 있어요. 약이 필요해서 먹기로 결정하고 전문가를 통해 부작용에 대해 잘 인지를 했다면 그 상태에서 복용하는 것까지 회피할 이유는 없다는 거예요. 그런데 일부 의사들은 약의 부작용에 대해 한참을 이야기하다가 '부작용이 생길 수 있으니까 이런 방법도 있다'고 하면서 약보다 훨씬 비싼 대안을 제시하죠. 그러면 어느 환자가 그 설명을 듣고 나서 부작용을 감내하면서까지 그 약을 먹으려고 하겠냐고요. 돈이 들더라도 대안을 선택하려 하지 않을까요?

뒤에서 본격적으로 설명하겠지만 여드름은 약을 먹고 바르는 게 가장 좋은 치료법입니다. 대표적인 여드름 약이 로아큐탄이에요. 우리 피부의 기름을 만드는 피지선이 작동하지 못하도록 억제하는 역할을 하는 약이죠. 이 약이 출시된 초기에는 하루에 3~5알을 6개월 이상 복용하면 피지선이 완전히 위축돼서 몇 년간 여드름이 나지 않는다는 보고가 있었어요. 그런데 하루에 3알씩 한 달 정도 먹게 되면 눈의 결막이 다 마르고 입술이 찢어져서 피가 나고 코피도 나요. 그렇게 고용량의 로아큐탄을 먹고 버틸 수 있는 사람이 없는 거죠. 그래서 로아큐탄이 제약 시장에서 퇴출되다시피 했던 거예요. 그런데 그 뒤 숱한 임상시험을 거치면서 많은 양을 한꺼번에 처방해서 환자에게 고통을 줄 게 아니라 하루에 1알 또는 이틀에 1알 정도를 처방해서 피지를 잘 컨트롤 해주는 것이 더 좋은 치료법이라는 걸 찾아낸 거예요. **때가 돼서 배가 고프면 밥을 먹듯이 여드름이 나면 여드름 약을 조금씩 먹어서 조절을 한다는 거죠.** 여드름 약은 우리 몸에 반드시 해롭다는 단정으로부터 자유로워질 필요가 있습니다.

여드름 약에 관해 말 나온 김에 조금 더 이야기하겠습니다. '내성'이란 말은 어떤 항생제를 장기적으로 사용해서 해당 균에 저항이 생겨 다시 그 약을 썼을 때 효과가 떨어진다는 개념으로 이해하면 됩니다. 바르는 여드름 약 중에 '크린다마이신' 계열의 약들이 있어요. 대표적으로 '크레오신'이라는 제품이 있고요. 이런 약들은 여드름균에 대한 살균 효과뿐 아니라 피지 및 각질 제거 효과를 볼 수 있는데, 오래 사용하다 보면 크린다마이신에 대한 내성균이 생길 수 있는 가능성을 배제할 수 없습니다. 그럴더라도 피지가 잘 제거되고 여드름균이 억제되는 효과는 크게 떨어지지 않지요. 그래서 여드름이 자주 생기고 피지가 많고 블랙헤드가 있는 사람은 하루에 한두 번 정도 꾸준히 바르면 득(得)이 실(失)보다 더 많아요. 크린다마이신 류의 약을 쓰다가 어느 날 갑자기 각질이 많이 일어난다고 찾아오는 환자들이 있어요. 이런 경우 내성이라기보다는 약에 의한 자극성 피부염일 가능성도 있고 지루성 피부염 때문일 수도 있습니다. 이럴 땐 혼자서 판단하지 말고 피부과 전문의를 찾아가 정확한 진단을 받은 후 약을 계속 사용할 건지, 아니면 적절한 스테로이드 크림을 발라 피부를 진정시킬 건지 판단을 받는 게 좋지요.

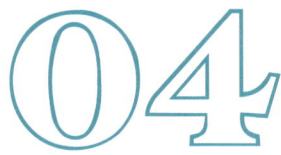

원칙 혼동의 오류
얼굴과 달리 몸은 왜 때수건으로 밀까?

"

눈에 보이는 다양한 현상들을 관찰하고 추론을 통해서 일반적인 법칙을 만드는 것이 과학입니다. 자동차가 달리고 우주선이 날아가는 가장 기본적인 물리 법칙이 뭘까요? 뉴턴의 '만유인력의 법칙'입니다. '물체 상호 간에 작용하는 두 힘은 질량의 곱에 비례하고 거리의 제곱에 반비례 한다'. 그거 하나 가지고 달나라까지도 갑니다.

피부를 만지고 눈으로 관찰해 보면 옆구리와 볼살, 눈꺼풀의 두께가 다 달라서 '피부는 부위에 따라서 다 다른가 보다' 하고 생각하기 쉽지요. 그러나 과학적으로 피부는 신체 부위를 막론하고 구조가 다 똑같습니다. 다시 말해 피부의 일반적인 구조는 위에서부터 표피, 진피, 피하지방의 세 층이에요. 이렇게 피부는 다 똑같은데 우리는 얼굴을 씻을 때와 몸을 씻을 때 그 방법이 확연히 다릅니다. 연필의 뾰족한 심으로 얼굴을 찌르면 피가 나죠? 팔을 찌르면 피가 안 날까요? 똑같이 상처가 나고 똑같이 피가 납니다. 뜨거운 라이터 불을 얼굴에 대면 화상을 입겠죠? 그럼 다리에 가져다 대면 멀쩡할까요? 똑같습니다. 그럼 세안할 때 때수건이나 소위 '이태리 타월'을 쓰는 사람이 있을까요? 몸을 씻을 때는 왜 얼굴에 하듯 손으로 조심조심 살살 문지르지 않을까요? 똑같은 피부인데 얼굴을 씻을 때는 손을 부드럽게 쓰고 팔, 다리를 씻을 때는 타월로 박박 문지르는 것, 논리적 일관성이 없는 행동입니다. 그러다가 종종 팔과 다리의 피부에 문제가 생기는데도 한 번도 그 행동은 의심하지 않는다는 게 더 큰 문제죠.

스스로 자신의 몸에 해를 가하면서도 그 사실을 모를 때, 저는 "미친 거다"라고 강하게 표현을 합니다. 듣는 사람의 기분이야 나쁘겠지만 미친 게 별겁니까? 틀린 생각을 옳다고 생각하면서 반복적으로 몸에 해를 끼치면 그게 미친 거죠. 봐요, 대한민국 여자들은 때수건으로 몸을 막 밀면서 피부가 좋아진다고 생각합니다. 그건 미친 거예요. **때수건이 피부에 미치는 악영향은 술이 간에 미치는 영향, 담배가 폐에 미치는 영향과 동격이란 말이에요. 정상적인 사고를 하는 사람이라면 술을 마시며 간이 좋아졌을 거라고 생각하지 않을 겁니다. 물론 담배를 피우면서도 폐가 건강해졌다고 생각하지 않겠죠.** 이렇게 말하면 "20년 동안 때를 밀었어도 괜찮았는데 오늘 갑자기 왜 이래요?"라는 질문이 꼭 나옵니다. 그럼 답을 해 주죠. "어떤 사람이 20년 동안 담배를 피웠는데 최근에 폐암이 생겼습니다. 이상해요?" 이상할 게 없죠. '20년 동안 살이 쪄 있었더니 최근에 관절염이 생겼다', 그게 이상합니까?

원인과 결과라는 게 어제 작용을 해서 오늘 결과가 나올 것 같으면 당연히 그 행동은 안 하겠죠. 칼로 손을 그었더니 피가 난다, 그러면 칼은 손에 안 댑니다. 그런데 대개 병은 오랜 기간 잘못된 행동과 습관들이 누적되어 나타난다는 겁니다. 오늘 설탕 한 그릇을 퍼 먹었다고 내일 당뇨병이 생깁니까? 오늘 밥을 두 그릇 먹었다고 당장 내일 뚱뚱해져서 바로 관절염이 생겨요? 그렇지 않다는 겁니다. 각질은 앞에서도 말했지만 물고기 비늘이 덮인 것이나 기왓장을 겹쳐 쌓아놓은 것과 똑같아요. 이걸 잘 유지를 해야 하는데 때수건을 쓰면 물고기 비늘을 벗기고, 기왓장을 벗겨 버리는 것과 같아요. 당연히 각질 아래에서 보호를 받고 있던 속살은 뽀얗고 보드랍죠. 사람들은 순간의 그 느낌을 원하는 거예요. 그렇지만 피부 입장에서는 각질이 망가졌으니 빨리 다시 복원하기 위해 서두르게 되죠. 결국 불량 각질이 너덜너덜하게 올라오는 거예요. 그럼 그걸 때라고 또 민다는 거죠. 결국 피부가 벌개지고 습진이 생겨서 병원에 와요. 때를 밀어서 생긴 병이라고 하면 또 물어보죠. "그럼 다른 데는 다 괜찮은데 왜 팔만 그래요?" "교통사고가 나서 버스가 추락하면 안에 있던 모든 사람들이 똑같이 다칩니까? 교통사고가 나면 머리부터 발끝까지 다 똑같이 다치나요?" 이렇게 말해도 잘 못 알아듣는 사람이 있어요. 이해를 못하는 게 아니죠. 자기 생각이 강하니까, 일평생 해온 자신의 목욕법이 당연히 옳다고 믿으니까 그런 겁니다. 또는 알아들어도 기분 나빠 해요. 자신이 가지고 있던 패러다임이 깨지니까요. 그런 사람들에게는 마지막으로 핵 펀치를 날리죠. "당신이 때를 미는 방법대로 차를 닦아 보세요. 그리고 나서 생각해 보세요." 세차할 때 이태리 타월로 차를 박박 닦으면 차가 어떻게 될까요? 차에도 하지 않는 행동을 피부에 하면서 사람들은 개운하다고 생각을 한다는 거예요.

반면 합리적인 사람들은 단번에 알아듣고는 좋은 거 배우고 간다고 그래요. 그럼 저도 기분이 좋아서 한마디 더 보태줍니다. "약 잘 바르면 일주일이면 끝나니까 앞으로 한 달가량은 때 밀지 말고 참고 견디며 지나가세요. 우리 피부는 살아 있는 조직이니까 비늘도 다시 예쁘게 덮이고 기왓장도 새로 깔려서 매끄러워질 겁니다." 그러면서 보너스로 소매를 걷어서 제 팔의 피부를 만져 보라고 하죠. 40년 동안 때를 안 밀어서 아주 매끄럽거든요. 그러면 한번 만져 보고는 웃으면서 가요. 굳이 이렇게까지 말하는 걸 보면 저도 강박증이 있는 거죠. 그냥 약만 처방해도 될 것을 이렇게까지 해야 할 일을 다 했다는 생각이 드니까요.

우리나라가 소통이 잘 안 된다고 하죠? 전문가가 정확한 정보를 전할 때, 들으려고 해야 소통이 됩니다. "때 밀어서 생겼어요"라는 말을 들으면 일단 본인이 때를 밀었는지 생각하는 게 먼저죠. 그런데 무조건 안 밀었다고 해요. 그러고는 이태리 타월이 아니라 부드러운 때수건으로 문질렀다는 거예요. 환자는 의사의 잔소리를 충분히 들어야 의사와의 소통이 가능해집니다. 의사들이 일부러 소통을 안 하려는 게 아니니까요. 의사를 '선생님'이라고 부르는 이유는 그 정보에 관해 많이 알고 있고 이를 잘 가르쳐 준다는 의미겠죠. 그러면 의사와 환자의 관계를 선생님과 학생의 관계라고 보면 이해가 쉽습니다. 그러니까 우선은 잘 듣고 이해를 해 보세요. 그러고 나서 과학적으로, 논리적으로, 합리적으로 판단을 해 보세요. 좋은 의사는 좋은 선생님처럼 환자가 잘 알아가도록 도와주는 사람들입니다.

다시 목욕 이야기로 돌아가보죠. 세수할 때 물을 받아서 30분씩 얼굴을 담그는 사람은 없습니다. 그런 후에 때수건으로 얼굴을 박박 밀지도 않아요. 젊은 나이일 때는 그런 식으로 목욕을 해도 피부가 견뎌줍니다. 젊은 때는 날밤 새우고 술 마셔도 다음 날 제때 일어나고 또 멀쩡하게 일하거나 공부할 수 있지만 나이 들어서 그러면 몸이 힘들어지잖아요. 피부도 똑같아요. 목욕을 계속 그런 식으로 하다가 40, 50세가 되면 피부가 하얗게 일어나고 간지러워서 수시로 몸을 벅벅 긁고 있을 겁니다. 그게 다 잘못된 목욕 문화가 전승돼서 생기는 거예요.

그럼 목욕은 어떻게 해야 하느냐? '때'는 몸에서 분비되는 피지와 외부에서 묻는 먼지, 떨어져 나가야 할 각질 한두 층이 합쳐진 거예요. 그래서 이것만 벗겨내면 잘 씻는 겁니다. 매일 샤워를 하는 것을 기준으로 물을 끼얹고 손으로 비누질을 하고 푸드득 헹궈내기만 하면 되지요. 샤워 시간은 5분 이내면 충분하고요. 때를 벗긴다고 거친 때수건으로 피부를 벅벅 밀면

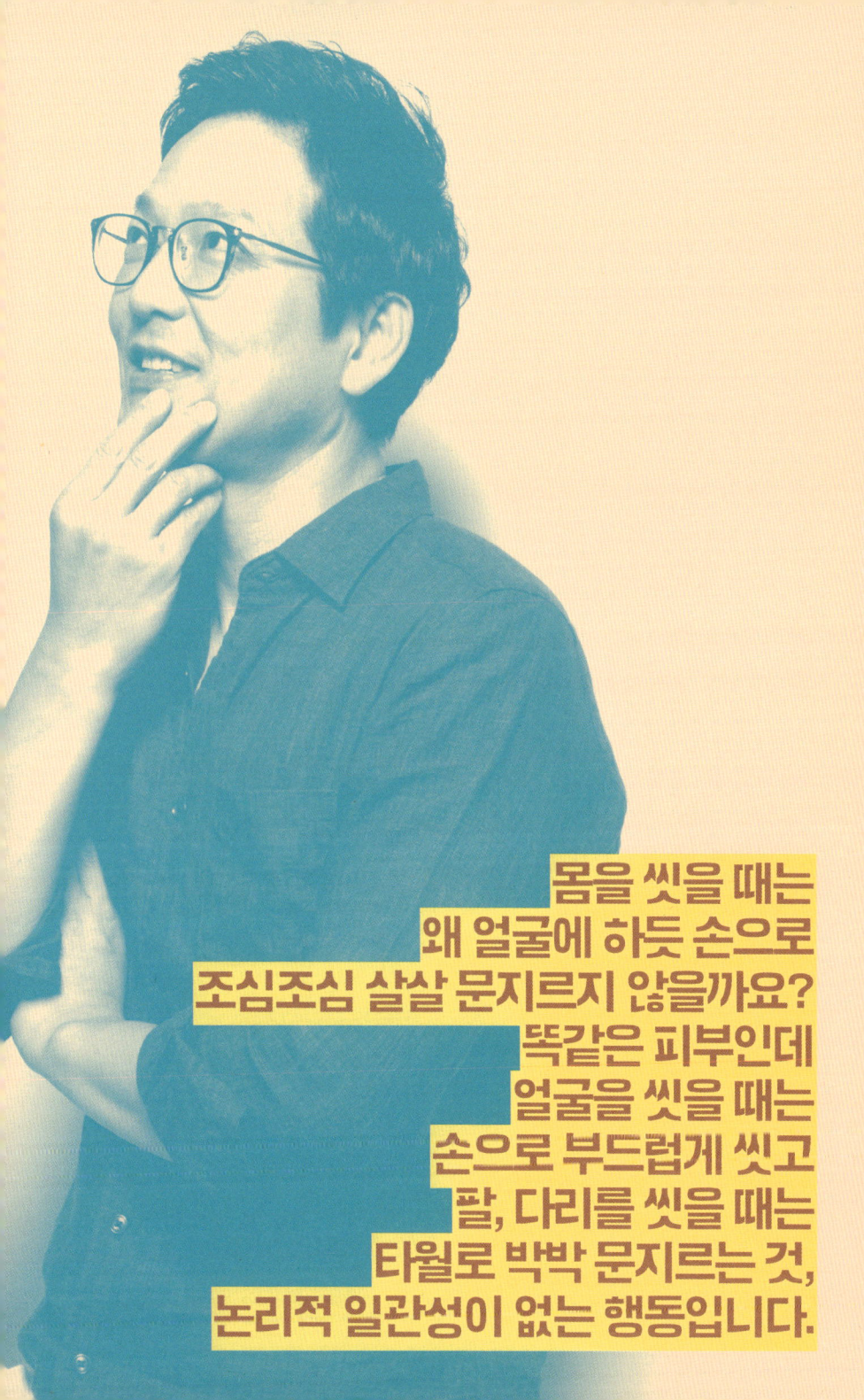

표피의 중간까지 날아가고 심하면 표피가 다 날아갈 수 있어요. 때문에 공중목욕탕은 갈 이유가 없고 물을 욕조 가득 받아서 들어가 앉아 있을 일도 없습니다. 그런 목욕은 물 낭비에 수질 오염의 원인이 되기도 하니까요. 그렇지만 몸이 왠지 찝찝하다고요?

하루 종일 바깥에서 활동을 하고 나면 얼굴이 더 더러워질까요, 몸이 더 더러워질까요? 당연히 하루 종일 바깥에 내놓고 화장까지 하고 다닌 얼굴이 훨씬 더러워집니다. 정작 가장 더러운 얼굴은 손으로 부드럽게 씻고, 그다지 더럽지도 않은 몸의 피부는 때수건으로 빡빡 민다? 합리적이지 않죠. 물과 손, 비누만으로 가볍게 샤워를 하고 나면 왠지 목욕을 덜한 느낌이 든다는 사람도 있어요. 그런 느낌은 딱 일주일만 참아보세요. 피부를 박박 밀다가 안 밀면 너덜너덜한 각질이 계속 올라와서 피부가 하얗게 일어나게 되죠. 그래도 그냥 지나치세요. 한 달이면 자연스레 없어지고, 시간이 더 지나면 피부에 반듯한 각질층이 생겨서 지붕에 마치 예쁜 새 기왓장이 올라 있는 것처럼 피부도 깨끗해 보입니다. 뭔가 덧바를 필요도 없어요.

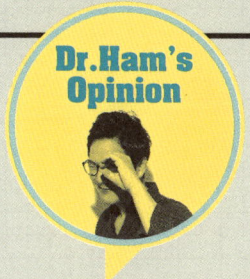

제가 어릴 적만 해도 목욕은 1년에 두 번씩, 설날이나 추석 전날에야 할 수 있었어요. 그래서 명절 전이면 목욕탕 앞에 줄 서서 한참이고 기다려야 했죠. 목욕탕을 한 달에 한 번 가는 집은 부잣집이고, 집에 욕조가 있는 경우는 극히 드물었습니다. 그러니 여름에는 간단히 등물을 하고, 겨울에는 부엌에서 연탄불에 물을 끓여 손과 얼굴 등을 씻었죠. 목욕을 자주 할 수 없는 상황이었으니 피부에 때가 많이 붙었겠죠? 그러다 목욕탕을 가면 묵힌 때도 밀어야 하지만 또 언제 올 수 있을지 모르니까 한 번에 왕창 벗겨내는 게 필요했던 거예요. 그 시대에 만들어진 이태리 타월이 지금도 팔리니 의아합니다. 실제로 이탈리아 피부과 의사에게 이탈리아에 가면 이태리 타월이 있는지 물어보니 없다는 거예요. 궁금한 마음이 가시지를 않아 원산지를 봤더니 일본 물건이더라고요. 여하튼 지금도 서너 달에 한 번씩 목욕하는 사람은 이태리 타월을 써도 됩니다. 그러나 그렇지 않다면 세상이 바뀌었으니 목욕 문화도 바뀌어야겠죠. 하지만 **사람들은 엄마, 아빠를 통해 '피가 맺히도록 때를 미는 법'을 배워서는 아무런 생각 없이 그대로 하고, 또 자기 자녀한테도 그대로 해주니, 이것이 바로 잘못된 문화가 전승되고 있는 그 현장 아닐까요?**

자, 잘못된 문화가 전승되어 잘못된 습관을 만든 예가 또 있습니다. 우리는 보통 화장실에서 볼일을 보고 난 후 손을 닦습니다. 볼일을 보러 가기 전에는 손을 닦지 않고 나와서 닦는다고요. 피부 중 가장 쉽게 오염이 되는 손이 우리 몸에서 가장 깨끗한 부위에 닿는

데, 왜 손을 닦고 들어가지 않는 걸까요? 또 볼일을 다 보고 나온 후에는 왜 손을 닦는 걸까요? 소변은 내 몸에서 나온 것이라 냄새는 좀 나겠지만 균은 하나도 없습니다. 물로 가볍게야 씻는다 치더라도 그 더러운 손으로 옷을 내리고 용변을 본 사람치고는 비누 거품을 내가며 박박 씻는다는 게 좀 안 맞다는 거죠. 이 모두가 화장실을 '변소', '뒷간', '측간'이라고 불렀던 부모님 세대로부터 전해 내려오던 것을 그대로 하기 때문에 생기는 불필요한 습관입니다. 변소에 조금만 앉아 있어도 온몸에 냄새가 배고, 휴지도 제대로 없던 시절이니 예전에는 '손 닦으라'는 게 국민 위생의 기본이었죠. 인분을 비료로 사용하던 시절이었고, 여름이면 사망 원인 중 대부분이 수인성 전염병이었으니까요. 화학비료를 뿌리는 지금 시대에는 기생충 약을 먹을 필요가 없죠. 학교에서 회충 검사를 하지 않는 시대가 되었으면, 손을 닦는 습관도 바뀌어야 한다는 거예요. 이제는 변소가 화장실이라는 이름으로 바뀌어서 깨끗하게 실내로 들어왔는데도, 사람들이 화장실만 다녀오면 손을 지나치게 열심히 닦습니다. 그러다 보니 주부도 아닌 여자들이나 남자들까지 주부습진에 걸려서 내원합니다. 피부과 의사 입장에서는 환자가 늘어서 좋기는 하겠지만 그저 좋아할 만한 일은 아니더라고요. 그래서 내가 주부습진에 걸려서 오는 환자들에게 물어봐요, "혹시 요리사예요?"라고요. 알고 보면 주방 근처에도 가지 않은 사람입니다. 그런 이들을 자세히 문진해보면 하루에 스무 번씩 손에 비누칠을 열심히 해가면서 씻더라고요. 손을 통해서 감기나 눈병이 옮는 건 사실이에요. 바이러스는 입, 코, 눈 등의 점막 부위를 통해서 우리 몸속으로 들어옵니다. 따라서 먹기 전에는 반드시 손을 씻고, 손가락을 빨거나 코를 후비거나 눈을 비비거나 할 때 역시 손을 씻어야 돼요. 이럴 때를 제외하고는 단순히 화장실에 다녀오는 것으로는 손을 닦지 않는 게 피부 건강에 좋죠. **굳이 화장실에서 손을 닦고 싶다면 용변을 보기 전에 닦아야죠. 더러운 걸로 깨끗한 걸 만질 때에는 더러운 걸 깨끗이 닦고 나서 깨끗한 걸 만지는 게 상식적이잖아요.**

이런 내용을 말하지 않은 채 무조건 '손을 닦으면 병을 예방한다'고 알리면 사람들에게 강박관념을 갖게 하는 거짓된 정보가 됩니다. 사람들은 일반적으로 코딱지를 후비고 나서 손을 닦는데, 저는 거꾸로 하라고 말하고 싶은 거예요. "당신이 코를 후비지 않는 게 최선인데, 꼭 후벼야 한다면 손을 깨끗이 닦고, 특히 새끼손가락을 깨끗이 한 다음에 후비고 그런 다음에는 굳이 손은 안 닦아도 상관이 없습니다"라고요. 하루 종일 손에 코딱지 한 움큼을 쥐고 있어도 아무런 병이 생기지 않습니다. 그런데 손을 안 닦고 코를 후비면 콧속에는 병이 생깁니다. 그러면 어디가 더 더러운 걸까요? 어떤 방식이 맞는 걸까요?

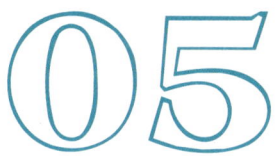

잘못된 상식의 오류
땀구멍은 정말 줄여야 하는 것인가?

"

피부에서 진짜 중요한 부분은 진피입니다. 그래서 이름도 '진짜 피부'예요. 이 진피에서 또 가장 중요한 부분이 땀샘이에요. 인간이 매머드를 사냥할 수 있었던 이유는 두 가지예요. 하나는 집단 사회생활을 했다는 것, 또 하나는 땀샘을 가지고 있어서 집요한 추적이 가능했다는 것이죠. 인간은 땀을 배출해서 체온을 조절하기 때문에 4~5시간까지도 뛸 수 있습니다. 매머드가 쉴 틈을 주지 않고 계속 추적만 하면 되지요. 서너 그룹의 사냥꾼이 1km씩 차례대로 매머드를 몰아가면, 결국에는 매머드가 지쳐서 그 자리에 주저앉아 버립니다. 열은 나는데 땀샘이 없어서 체열이 배출이 안 되니까 심장이 도저히 견딜 수가 없는 거예요. 그런데 사람은 계속 열을 발산할 수 있어서 물만 마시면 며칠이고 걷고 뛸 수 있어요. 마찬가지로 사냥견으로 유명

한 그레이하운드와 사람이 한여름에 오래 달리기 시합을 하면 사람이 반드시 이깁니다. 그레이하운드 역시 피부에 땀샘이 없어서 땀을 흘리지 못하기 때문에 몸이 더워져서 오래 뛰지를 못해요. 이처럼 인간의 진화에 큰 역할을 한 것이 바로 이 땀샘입니다. 다시 말해 피부의 첫 번째 존재 이유가 보호하는 장벽 기능이라면, 두 번째 존재 이유는 체온을 조절하기 위함입니다.

그런데 얼굴 피부에 구멍이 송송, 유난히 넓은 사람들이 있죠? 특히 지성피부에서 많이 보이는 현상인데 사람들은 그걸 보고 '땀구멍이 넓어졌다'고 하는데, 땀구멍은 눈으로는 볼 수 없어요. 현미경으로 40배 이상 확대를 해야 보입니다. 육안으로 보이는 구멍은 전부 모공이에요. 모공은 '털 모(毛)', '구멍 공(孔)'자의 털이 나 있는 구멍이라는 뜻으로, 땀구멍과는 완전히 다른 거예요. 이 모공에는 털이 솟아난 부위 아래에 피지선이라고 하는 기름샘이 하나씩 붙어 있는데, 피지선에서 피지라는 기름을 만들어내면서 그 기름의 양에 따라 모공이 넓어지는 거지요. 따라서 땀구멍이 넓어졌다는 표현은 틀린 겁니다. 눈에 보이는 구멍은 모공이니까 '모공이 넓어졌다'고 말해야 맞는 거예요. 피부를 전문적으로 공부하지 않은 사람은 땀구멍이 넓어졌다고 하건, 모공이 넓어졌다고 하건 뜻만 통하면 되지 그 자체가 중요하지 않을 수는 있어요. 그러나 틀린 이야기를 아무렇지 않게, 옳은 듯 쉽게 말하는 태도는 다시 생각해봐야 합니다.

CHAPTER 3

Skin-Telling

질환으로 살펴보는 피부 이야기

자, 앞에서 피부를 제대로 만나 인식을 새로이 하고, 지금까지 가져 온 피부에 대한 오해와 진실을 알았다면 이제 본격적인 진료 타임입니다. 피부 질병은 그 원인과 결과에 따라 전문의의 합리적인 처방을 통해 효과적으로 치료할 수 있습니다. 이 당연한 이치를 두고 왜 많은 이들이 혼란과 갈등, 좌절을 겪고 있는 걸까요? 피부과와 화장품 등에 쓰는 헛돈은 또 얼마나 많은지요. 가장 중요한 것은 빠른 치유와 스트레스 없는 삶이고, 이는 '비용 대비 효과' 면에서 가장 뛰어난 것을 택해야 가능해집니다. 피부과를 찾는 가장 흔한 이유이면서 가장 많은 낭설이 떠도는 여드름부터 그 외의 질환들, 남들에게 말 못할 피부 고민까지, 닥터 함 진료실에서 매일 오고가는 피부 상담이 시작됩니다.

피부과 가는 이유 No.1 여드름

01

<u>믿고 싶지 않지만
여드름도 유전</u>

"

우리 피부에는 털이 있지요. 머리끝에서 발끝까지 약 100만 개가 있는데 그중에서 머리카락이 10만 개이고, 나머지 90만 개는 온몸에 흩어져 있습니다. 털이 절대 나지 않는 부위는 어디일까요? 입술, 손바닥, 발바닥, 여성의 외음부와 남성의 성기 부분이에요. 털이 있으면 불편한 부위들입니다. 예를 들어 손바닥과 발바닥에 털이 있으면 미끄러워서 아무것도 잡을 수가 없겠죠. 그래서 필요 없는 자리에는 털이 사라지고, 필요한 자리에만 남아 있게 된 겁니다.

그럼에도 얼굴에는 별 필요 없는 털이 꽤 많은데, 남자들의 수염이 그렇고 여자들의 솜털이 그렇습니다. 그리고 그 털마다 피지선이 하나씩 달랑달랑

붙어 있어요. 누구나 태어날 때, 약간의 편차는 있겠지만, 대략 털 100만 개에 피지선 100만 개가 다 정해져서 나와요. 피지선의 역할은 기름을 분비해서 털에 발라주는 것인데, 이때 기름을 잘 발라줘야 털이 부드럽고 윤기나게 유지될 거 아니에요? 머리를 안 감으면 머리카락에 기름이 끼는 이유도 피지선이 털 옆에 붙어서 기름을 계속 발라주기 때문이에요.

그럼 모공이 넓어지는 이유는 뭘까요? '털 모(毛)'자를 쓴다고 털이 굵어져서 넓어지는 게 아닙니다. 털의 굵기는 개인차가 그닥 없어요. 피지선에서 만들어진 피지는 모공을 통해서 빠져나가는데 피지 분비량이 많아질수록 모공이 넓어지는 거예요. 그래서 기름기가 많은 T존 주위의 모공이 넓죠. 만일 모공이 채 넓어지지도 않은 상태에서 피지가 많이 나오면 이 피지가 모공으로 다 빠져 나오지 못하고 어디로 가게 될까요? 갈 데가 없죠? 그래서 피지가 피지선 안에서 뭉쳐 있게 되고 그것이 바로 여드름이 되는 겁니다.

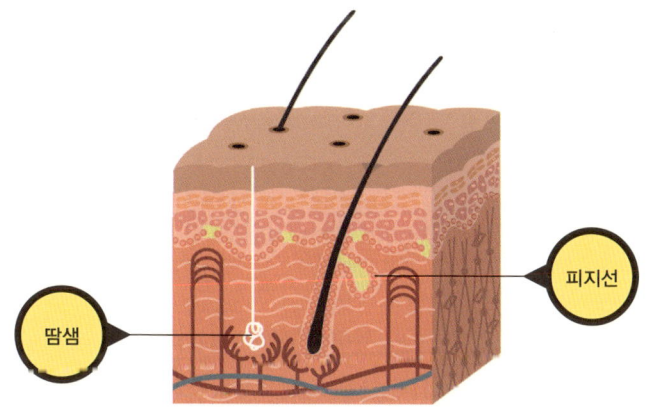

털에 기름을 발라줄 필요가 있어서 피지선이 만들어졌는데 기름이 너무 많아지면 오히려 '지저분해 보인다, 게을러 보인다' 하며 기피하는 문화가 되다 보니 피지나 피지선이라는 말 자체도 기피 대상이 되고 있습니다. 그러나 피지가 하는 긍정적인 역할도 많아요. 첫째, 우리 피부에서 벌레를 쫓아냅니다. 여름에 모기가 얼굴을 잘 문다고 하면 그 사람은 피지가 잘 안 나오는 건성피부예요. 모기는 사람 몸에서 피지 분비가 안 되는 팔, 다리를 잘 물지 피지가 충분한 얼굴은 잘 안 물거든요. 하지만 사춘기 이전의 아이들을 보면 모기가 얼굴로 달려들어요. 얼굴에 피지가 분비되지 않아서지요. 둘째, 피지는 세균이나 곰팡이 증식을 막는 기능을 합니다. 때문에 얼굴이나 두피는 세균 등에 잘 감염되지 않죠. 머리를 한동안 못 감아도 두피에 곰팡이가 생긴다는 말은 없습니다. 셋째, 피지는 천연 자외선 차단제이자 보습제입니다. 때문에 자외선 차단제나 보습제를 잘 바르지 않아도 피지가 많이 분비되는 지성피부는 노화가 더디 오는 거예요. 피지 분비가 많은 피부라는 것을 인정하고 받아들이고 나면 좋은 점도 이렇게나 많다는 거죠.

자, 이제부터 본격적으로 여드름 이야기를 시작하면서 '나는 왜 성인이 되어도 계속 여드름이 날까?'라는 고민부터 해결해드리겠습니다. 당뇨병이 생기는 가장 큰 요인은 유전입니다. 마찬가지로 고혈압이나 각종 암도 유전적 요인이 크게 작용합니다. 유전이 유일한 요인은 아니지만 유전적인 결정 인자가 주요하게 영향을 미친다는 거예요. 피부에서 기름을 뿜어 올리는 '유전(油田)'도 유전(遺傳)됩니다. 다시 말해 아빠와 엄마가 아이를 잉태하는 순간 피부에서 피지가 만들어지는 양이 유전적으로 결정이 된다는 거예요. 피지를 만드는 효율성이 뛰어나면 지성피부, 적당한 양의 피지를 만들면 중성피부, 잘못 만들어내면 건성피부입니다. 여드름을 발생시키는 두 번째 요인은 스트레스입니다. 정신적인 스트레스뿐 아니라 불규칙한 식습관과 제때 잠을 자지 못해 생기는 수면 부족 등은 우리 몸에서 코르티솔이라고 하는 스트레스 호르몬이 분비되도록 하고, 이 코르티솔이 만들어지면서 부산물로 피지를 만드는 안드로겐도 늘어나게 되죠. 피부의 피지 분비량이 늘어나면서 여드름은 더 심해집니다. 이 피지가 제대로 배출되지 않고 뭉쳐진 기름 덩어리가 바로 여드름이니까요. 셋째, 피부에는 피지를 먹고 사는 세균이 늘 존재해요. 이 세균들이 적당히 있으면 별 문제가 되지 않는데 피지 분비량이 늘어나면 세균의 숫자도 폭발적으로 늘어나면서 여드름균의 대사 산물인 유리 지방산을 많이 만들어냅니다. 이 유리 지방산은 모공을 둘러싸고 있는 각질을 두껍게 만들고 두터워진 각질이 모공을 막으면 여드름이 생기는 겁니다. 물론 세균으로 인해 2차적으로 염증이 더 심해지기도 하고요.

자, 앞에서 우리나라 전체 인구의 20~30% 정도가 지성피부라고 했습니다. 유감스럽지만 이 사람들은 유전적인 요인으로 인해 성인이 되어도 여드름이 자주 납니다. 미국 하버드 대학교의 마이클 샌들 교수가 '정의란 무엇인가'라고 묻잖아요. 내가 선택한 것도 아닌 '유전'으로 인한 문제는 언제나 정의롭지 못한, 공평하지 않은 얘기입니다. 누구나 사춘기가 되면 여드름이 나고 10명 중 8명은 나이가 들어가면서 저절로 좋아지지만, 나머지 2명은 유전적 요인으로 인해 계속해서 여드름으로 고생을 한다는 거죠.

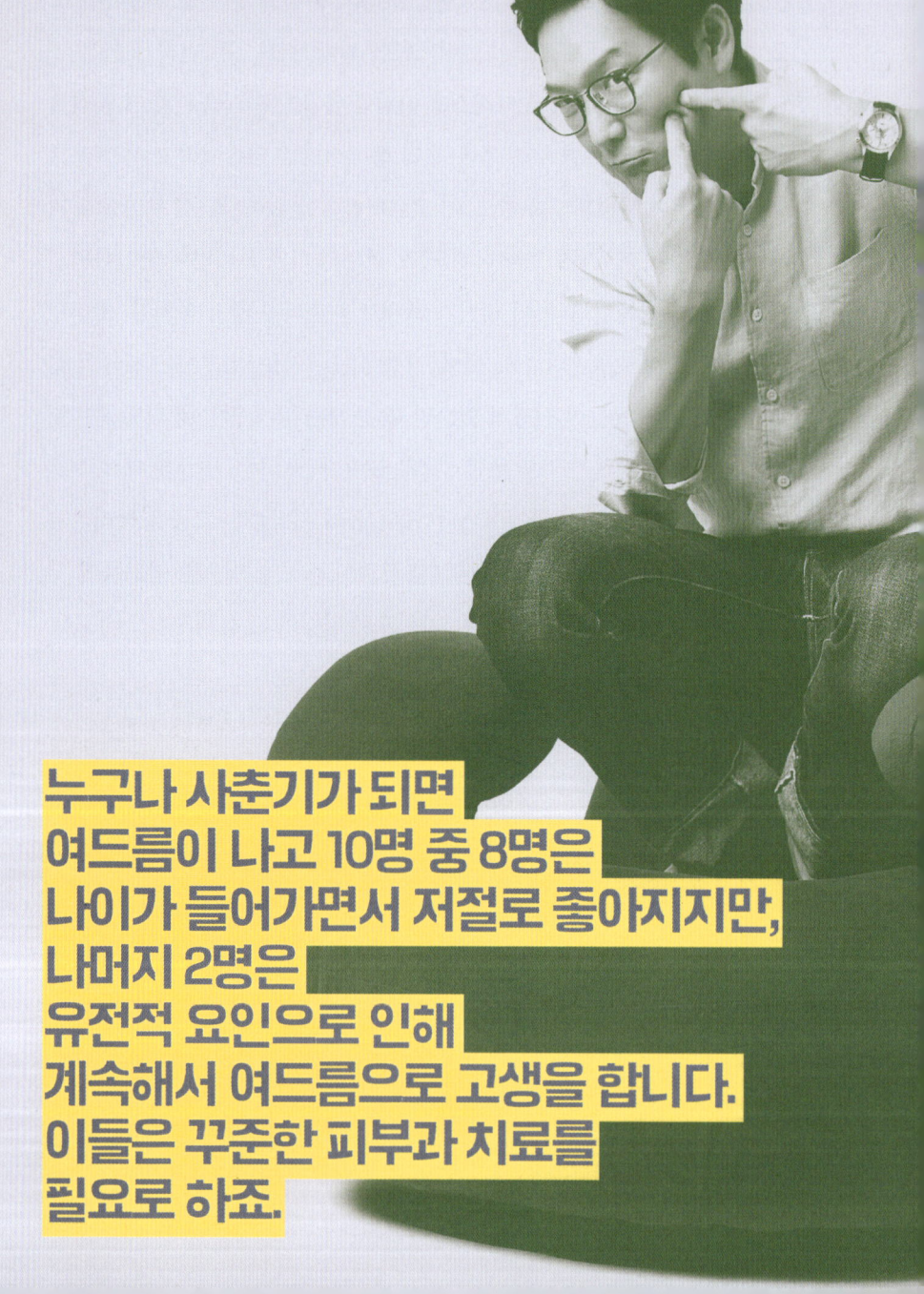

누구나 사춘기가 되면
여드름이 나고 10명 중 8명은
나이가 들어가면서 저절로 좋아지지만,
나머지 2명은
유전적 요인으로 인해
계속해서 여드름으로 고생을 합니다.
이들은 꾸준한 피부과 치료를
필요로 하죠.

당뇨병도 유전적인 요인으로 발생합니다. 대개 전체 인구의 10% 정도가 당뇨 인자를 가지고 있죠. 10명 중 유전 인자를 가진 한 명은 당뇨에 걸릴 확률이 있다는 거예요. 물론 당뇨는 열심히 운동을 하고 적절한 식사와 건전한 생활습관으로 얼마든지 예방할 수 있어요. 하지만 유전으로 인한 여드름은 40대 이후까지 계속 납니다. 그런데도 사람들은 여드름에 대해서는 "야, 그거 다 나중에 없어져"라고 쉽게 말하죠. 이것이 바로 당뇨는 의료보험이 적용되고 여드름은 적용이 안 되는 이유예요. 누구나 한 번은 여드름을 앓아보았고, 80% 정도의 사람들은 자연 치유되는 경험을 가지고 있으니 유전적 요인으로 인해 지속적으로 여드름이 생기는 20% 정도의 성인은 뭔가 본인의 잘못으로 여드름이 계속 생기는 것으로 오해하고 살아가는 거죠. 여드름을 치료하는 데 먹고 바르는 약값으로 한 달에 6만 원 정도의 비용이 드는데, 이건 전부 본인 부담이에요. 의료보험이 적용되면 약 2만 원이면 되는데 높은 비용 때문에 여드름으로 마음고생, 몸고생을 하면서도 병원에 못 오는 사람들이 많습니다. 그리고 이 20%의 국민에게 나머지 80%의 국민이 "나도 여드름 나 봤는데 시간이 지나면 없어지더라" 하면서 희망을 강요해요. 뭔가 잘못됐다는 생각, 들지 않나요?

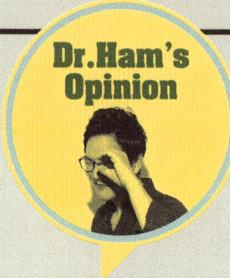

Dr. Ham's Opinion

전 세계 인구의 10%가 당뇨 유전 인자를 가지고 있다는 것은 이미 밝혀진 사실입니다. 우리나라도 전체 국민의 10% 정도가 당뇨 유전 인자를 가지고 있습니다. 그런데 1960년대만 해도 당뇨병은 찾아볼 수가 없었죠. 당시에는 세 끼를 꼬박 챙겨 먹는다는 것이 쉽지 않았고, 학교에 점심을 못 싸온 친구들이 수돗가에서 물로 배를 채우는 것이 다반사였으니 국민들이 당뇨병에 걸릴 만큼 당을 섭취하기가 쉽지 않았던 거예요. 그러던 것이 최근에는 국내 당뇨병 환자(2012년 기준, 만 30세 이상 당뇨병 유병률)가 9.9%를 차지하고 있습니다. 그만큼 당을 충분히 먹을 수 있게 됐고, 많이 먹고 적게 움직이는 게 보편적인 일이 되었다는 뜻이에요. 지금 정부에서 당뇨병을 예방하고자 대대적인 캠페인을 벌이고 있는데, 사실 저는 그런 거 할 필요가 없다고 생각합니다. 전체 국민의 10%가 당뇨 인자를 가지고 있는데 9.9%까지 당뇨병이 발생을 했다면 이미 생길 사람은 다 생겼다는 뜻이니까요. 그러니 아직까지는 당뇨 증상이 나타나지 않은 사람들 중에서 당뇨 가족력이 있는 사람이면 미리부터 예방을 하는 정도면 충분합니다. 그 방법은 간단하죠. 엘리베이터보다는 계단을 이용하고, 하이힐 대신 운동화를 챙겨서 웬만한 거리를 걸어 다니면 됩니다.

문제는 같은 유전적 질환인데 당뇨병은 의료보험을 해주면서 여드름은 안 해준다는 데 있습니다. 물론 여드름이 생명에 위협을 주는 질환은 아닙니다. 그럼 무좀은 생명 유지에 지장이 있어서 의료보험으로 보장을 해줍니까? 우리나라는 생리대 비용에 대해 보험 적용을 해주지 않지만, 독일에서는 보험 적용이 됩니다. 독일 사람들은 여성의 월경이 건강한 아이를 출산할 수 있는 건강의 척도이고 모성 보건은 반드시 국가에서 지켜줘야 할 의무사항이라고 인식하고 있기 때문이에요. 그들의 법이나 가치관을 기준으로 딴지를 걸자는 게 아닙니다. 다만 병적인 현상도 아닌 월경에 대해 생리대 값까지 보험을 적용해주는데, **여드름이야말로 내 잘못도 아니고, 한 번 나고 끝나는 게 아니라 성인이 되어서도 계속 고생을 하게 되는데 의료보험으로 보장을 해주지 않아야 할 이유가 어디 있냐는 거죠.** 여드름은 먹고 바르는 약만으로도 치료가 잘 됩니다. 의료보험 적용에 국가적으로 그리 많은 비용이 드는 것도 아니고요. 그런데도 여드름 치료가 돈이 많이 드는 비보험 질환으로 분류된 이유가 뭘까요?

개인적으로는 우리가 투표를 잘 못해서 그렇다고 생각합니다. 우리가 선거를 통해 작지만 많은 국민들에게 불편을 주는 잘못된 정책을 찾아 시정하려고 노력하는 대표를 뽑으면 앞으로 많은 부분에서 왜곡된 정치, 경제, 사회, 교육, 의료 정책을 바꿀 수 있을 겁니다. 거대 담론만 내세우고 실생활과는 아무런 상관이 없는 주장만 하는 허풍선이들을 뽑아 놓고서 우리의 삶을 나아지게 하는 정책을 기대하기란 우물에서 숭늉을 찾는 것과 같죠. 물론 피부과 의사인 저는 배가 좀 고파지겠지만 괜찮습니다. 아직까지 의사가 밥 굶어 죽었다는 사람은 없고, 의사라고 다 잘살아야 한다는 법도 없으니까요.

02

인터넷 정보로
여드름 자가 진단은 금물

"

여러분들이 진실이라고 알고 있는 것 중에 실은 그렇지 않은 것이 굉장히 많습니다. 특히 각종 포털 사이트에 '여드름'이라고 검색해서 뜨는 내용들을 쭉 읽어보면 대부분 근거 없는 거짓말이거나 '우리 홈페이지에 들어오세요'라고 꼬드기는 홍보 문구이기 때문에 읽을 가치조차 없습니다. 요즘 시대에는 많은 정보가 도움이 되는 게 아니라 정확한 정보 몇 가지를 늘 반복적으로 지키는 것이 중요합니다. 또 정확한 정보를 알고 난 후에도 그걸 실천하는 게 중요하지, 알고 있다는 것 자체는 그리 중요하지 않지요. 피부나 여드름뿐만 아니라 인터넷에 올라와 있는 의료 정보들은 대부분 일방적인 주장이거나 왜곡 혹은 거짓된 것입니다. 앞으로 피부에 관한 것은 절대 아무것도 검색하지 마십시오. 제대로 낚일 확

Chapter 3 : Skin-Telling

률이 99%입니다. 궁금하면 가까운 피부과 전문의를 찾아가면 돼요. 그게 진료비 4,000원으로 문제를 해결할 수 있는 가장 효과적이고 현명한 방법입니다.

특히 여드름은 절대 자가 진단하지 마세요. 보통 처음으로 여드름이 많이 나는 시기는 15~16세 때로, 불과 1년 전만 해도 복숭아 같은 피부였던 터라 '저절로 좋아질 거야', '잠시 시험공부 때문에 스트레스 받아서 난 걸 거야'라고 생각하기 쉽죠. 긍정적인 건 좋은데 부질없는 희망입니다. 이미 자신의 피부 타입은 정해져 있기 때문에 여드름이 막 나기 시작하는 초기에 바로 피부과를 찾아가면 대개 피부과 전문의들은 딱 보면 알게 됩니다. 이게 잠시 여드름이 몇 개 났다가 끝날 피부인지, 아니면 지금부터 시작해서 점점 심해질 건지. 그걸 알면 대책을 세울 수가 있습니다. 그리고 그 대책이란 게 약을 먹고 바르는 거라 대체로 쉬운 방법들이에요. 물론 여드름이 난 사람 10명 중 7~8명은 저절로 좋아지지만 나머지 2, 3명은 그냥 두면 파인 흉터, 붉은 자국, 갈색의 색소 침착 때문에 평생 고민할 일이 생길 수도 있다는 거죠. 특히 파인 흉터는 많은 돈과 시간, 노력을 투자해도 원래의 깨끗했던 피부로 되돌릴 수 없습니다. 여드름에서 가장 중요한 것은 조기 진단과 적절한 치료를 통해 파인 흉터를 막는 겁니다.

여드름이 나면 또 주의할 것이 어떤 이유에서든지 절대로 얼굴에 손을 대면 안 된다는 거예요. 의사로서 가장 하고 싶은 말이 이겁니다. 사실 여드름도 염증의 일종이기 때문에 나도 모르게 손이 자꾸 갈 수밖에 없어요. 그러다 보면 곪고, 곪으면 치료 기간이 길어지고 파인 흉터도 남게 되죠. 여드름을 스스로 잘 짤 자신이 있으면 해 보세요. 손으로 짜든 면봉으로 짜든 하물며 볼펜 꼭지로 짜든 상관없어요. 그러나 자기 여드름을 자기 손으로 잘 짤 수 있는 사람은 없습니다. 자국이 훨씬 많이 남죠. 하루 종일 여드름을 짜고 있는 저도 제 얼굴의 여드름을 짜려고 하면 피멍만 들 뿐 쉽지 않아요. 피부과에는 여드름이 있는 그대로 오는 것이 가장 이익입니다. 손 대지 않고, 짜지 말고, 인내심을 갖고 먹고 바르는 약으로 치료를 시작하면 급한 불은 한 달이면 끄고, 넉넉잡아 두 달이면 70% 이상 나아질 수 있어요. 인터넷에서 이야기하듯이 흑설탕을 얼굴에 문지른다고, 율무를 갈아 팩을 한다고 여드름이 결코 좋아지지는 않아요. 여드름 피부도 세안은 보통 피부와 똑같이 하면 됩니다. 피부를 매끄럽게 하겠다고 스크럽 제품을 쓰면 피부에 자극만 줄 뿐이죠. 만약 피지를 없애기 위해 꼭 필링 제품을 쓰고 싶다면 일주일에 한 번 정도만 쓰세요. 그 이상은 해롭습니다.

샴푸를 잘 씻어내지 않아서 등에 여드름이 난다고요? 그것 역시 인터넷에나 떠도는 헛소리입니다. 일단 샴푸에는 여드름을 유발하는 성분이 없고, 여드름이 날 정도로 샴푸를 등에 묻히고 있는 사람도 아마 없을 거예요. 또 샴푸를 머리와 등에 묻힌 채로 나와서 그대로 말리는 사람도 없죠. 그 잠시 찰나에 샴푸로 인해 등에 여드름이 생길 리 없다는 겁니다. 등이나 목에 여드름이 생기는 이유도 유전이에요. 그 사실을 받아들이지 않으니까 다른 거짓말이 통하죠. 여드름이 많이 나는 사람은 피지 분비가 비정상적으로 많이 되는 피부이므로 아침, 저녁으로 열심히 머리를 감으면 됩니다. 샴푸를 꼼꼼히 해서 두피와 모발의 기름기를 잘 제거해주고, 흐르는 물에 깨끗이 헹구어 내면 되는 거죠.

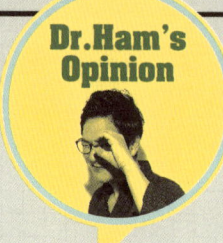
Dr. Ham's Opinion

여드름은 유전적인 요인이 강하니까 약을 먹고 발라야 한다는 이 이야기를 저는 20년째 하고 있습니다. 과학적으로 입증된 이야기인데도 대다수 사람들은 듣지 않고, 믿지 않아요. 여드름이 정말 심해서 약을 먹고 바르고 그 효과를 느낀 사람만 믿죠. 나머지 사람들은 끊임없이 '여드름에 효과적인 레이저 치료', '여드름에 좋은 음식' 등의 정보를 찾아 다니면서 많은 돈을 허비하고 시간과 노력을 낭비하죠. 사고 방식이 과학적이지 않으면 헛돈은 계속 쓸 수밖에 없습니다.

'아는 게 힘이다'라고 하지만 저는 이렇게 생각해요. '정확히 알고 신속하게 행동해야 힘도 생긴다.' 모든 과학적 논문들은 그 실험 방법을 공개하게 돼 있어요. 먼저 가설을 세우고 실험을 통해 결과가 나오면 'A이면 B이다'라는 명제가 증명됐다고 밝히죠. 그리고 전 세계에서 누구라도 똑같은 방법으로 실험을 반복해 봤더니 역시나 같은 결과를 얻었다는 추가 보고가 있으면 그제야 비로소 교과서 등에 실리는 거예요.

다만 그 방법이 철저히 과학적이어야 하고 어떤 임의 조작도 있으면 안 됩니다. 이러한 정반합의 과정을 통해 모두 같이 고민을 해 가는 거예요. 이를 거쳐 한 논문이 객관적으로 입증이 되면 그것은 정설이 되죠. 그러나 이러한 정설조차도 새로운 실험과 이론에 의해 언제든 무너질 수 있는 것이 과학적 이론이고, 그래서 늘 한시적일 수밖에 없는 것이 과학적 진실의 운명입니다. 그러니까 '진실'이라는 이름을 아무렇게나 쉽게 붙이지 말자는 거예요. 그리고 과학이라는 이름으로 세상에 밝혀진 것이되, 아직 무너지지 않은 과학적 사실만 찾아서 믿자는 겁니다. 그러면 여드름 치료도 훨씬 효과적으로 할 수 있게 될 겁니다.

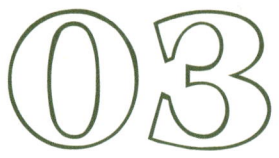

여드름 치료는
먹고 바르는 약이 먼저

"

여드름은 그 종류가 매우 다양합니다. 화이트헤드(하얀 여드름, 백색 면포), 블랙헤드(검은 여드름, 흑색 면포), 염증성 여드름, 응괴성 여드름 등이 있죠. 염증이 너무 심해져서 피부 밑으로 일종의 굴을 파는 경우가 있는데, 이를 응괴성 여드름이라고 합니다. 주로 턱 주위에 잘 생기죠.

우선 피지선에서 만들어진 피지가 빠져 나오지 못하고 모공 안에 갇히면 덩어리가 지면서 흔히 말하는 '하얀 여드름'이 생깁니다. 육안으로 보면 구멍이 막혀 있기 때문에 하얗거나 노르스름하게 보이는 게 일반적이죠. 여기에서 좀 더 진행이 되면 구멍이 뻥뻥 뚫린 여드름이 되는데, 이게 바로 손으로 짜면 톡 튀어 나오는 검은 여드름입니다. 뭉쳐진 피지 덩어리와 각질, 그리고 세균이 합쳐져서 육안으로는 검게 보이는 것입니다. 손으로 짤 수 있는 여드름은 이 검은 여드름밖에 없습니다. 구멍이 열려 있으니까 주변을 눌러 제대로 짜면 속에 있는 피지가 쏙쏙 잘 나와요. 하얀 여드름은 아무리 손으로 짜도 피지가 잘 안 나오고요. 그래도 이 두 종류 여드름은 잘 치료하면 흉터 없이 감쪽같이 낫는 여드름에 속합니다. 이후로는 상황이 달라지죠.

하얀 여드름이나 검은 여드름의 상태에서 세균에 감염되면 상태는 한층 나빠집니다. 구멍이 막혀 있는 상태에서 정상적인 모낭들이 터지면 그 주변으로 염증이 확 번지는데, 이 상태에서 섣불리 손을 대면 곪게 되고, 면역력이 떨어진 상태에서는 농포나 낭종으로 변하게 돼요. 그러면 치료 후에도 화산의 분화구처럼 흉이 질 수밖에 없지요. 농포와 낭종이 생기는 단계에 이르면 어떤 의사가 치료를 해도 흉이 안 남을 수가 없어요. 그래서 이 단계로 넘어가게 해서는 절대 안 됩니다. 이런 여드름은 레이저로 막힌 부분을 뚫어서 짜보면 피고름이 섞여 나옵니다.

여드름이 악화되는 또 다른 경우는 여드름을 습진으로 오해해서 엉뚱한 약을 오용하는 겁니다. 여드름은 얼굴뿐 아니라 가슴과 등에도 생기는데, 몸에서 피지선이 가장 많이 분포하는 자리가 '차렷!' 자세를 했을 때 머리부터 젖꼭지 라인까지, 그리고 팔 윗부분이에요. 그런데 얼굴 외에 여드름이 생기면 사람들은 여드름이리고 생각을 못하고 습진으로 오해해서 약을 사서 바른다는 거죠. 습진약은 대부분

스테로이드 성분이 들어 있는데, 피부약 중에서 여드름을 유발하는 성분이 바로 이 스테로이드입니다.

또 등에 생긴 커다란 여드름은 드물게 등창으로 진행이 돼서 피부 전층을 다 갉아 먹는 경우도 있습니다. 이걸 '전격성 여드름'이라고 부르는데 극소수이긴 하지만 사망에 이를 수도 있죠. 역사 기록에 보면 조선의 제3대 임금인 태종 이방원이 종기 때문에 갖은 고생을 하다가 결국은 등창으로 번졌다고 하죠. 피부병 중에 등창으로 연결되는 질환은 여러 가지가 있는데, 피부과 의사 입장에서 보면 태종은 전격성 여드름이나 매독, 당뇨병성 피부 궤양 중 하나를 앓지 않았을까 추측해 볼 수 있어요.

자, 여드름을 고치려면 여드름의 원인을 없애는 방법으로 접근하면 쉬워집니다. 여드름의 가장 큰 원인이 유전적으로 피지 분비량이 많기 때문이었죠? 그럼 유전적으로 피지를 안 나오게 할 수 있는 방법이 있을까요? 안타깝지만 유전자를 조작하는 건 아직까지 불가능합니다. 인간의 유전자에서 피지 분비량을 조절하는 유전자 코드를 아직 찾지 못했죠. 사실 '찾지 못했다'기보다는 '찾지 않았다'는 표현이 더 맞을 텐데, 그걸 찾아봐야 아직까진 별 돈이 안 되니까 제약회사에서 연구를 하지 않기 때문이에요. 당뇨병 치료는 시장이 커서 돈이 되니까 유전 인자를 이미 찾았고, 비만 치료 시장 역시 크니까 그 유전 인자를 악착같이 찾는 중이죠. 여드름은 아직입니다. 이런 이유로 여드름은 유전자 치료가 아직까지 불가능하다고 하면, 그 다음 단계로 피지 분비량을 억제하는 방법을 생각해봅시다. 유전자 수준에서 피지를 아예 만들지 못하게는 할 수 없지만 약을 이용해서 피지선에서 피지를 덜 만들게, 혹은 못 만들게 인위적으로 꾹 눌러줄 수는 있다는 거죠. 그런 약을 먹고 바르면 적어도 새로운 여드름은 안 생기겠죠? 또한 일단 만들어진 피지가 모공을 통해서 잘 빠져 나오게 하는 것도 중요합니다. 이를 위해 막혀 있는 모공을 뚫어주고, 모공을 막고 있는 두터운 각질을 제거하는 약을 바를 수도 있지요. 그 다음으로 피지가 모공 밖으로 빠져 나오면 이를 먹고사는 세균이 증식해서 2차적으로 곪는 것을 막아줘야 합니다. 이때 이 세균을 억제해주는 약을 먹고 바를 수도 있습니다.

지금까지 먹는 약과 바르는 약에 대해 3단계로 반복 설명했어요. 그런데도 포털 사이트에서 '여드름 치료'를 검색하면 '먹는 약, 바르는 약'에 관한 이야기는 잘 안 나옵니다. 왜 안 나올까요? 여드름 환자에게 먹고 바르는 약을 처방해서는 돈이 안 되거든요. 비용이 많이 드는 다른 치료법들만 잔뜩 나오죠. 물론 아주 틀린 이야기는 아니에요. 그런 치료도 안 하는 것보다야 낫겠죠. 호전될 수도 있고요. 다만 똑같이 여드름을 없애는데 '3만 원에 하실래요, 30만 원에 하실래요?' 하고 물어봐야 맞는 건데, '3만 원짜리' 치료는 인터넷에 뜨지 않습니다. 다시 한 번 강조하지만 여드름 치료의 가장 기본은 '먹는 약과 바르는 약'입니다. 약만 잘 먹고 잘 바르면 대부분의 여드름은 다 좋아질 수 있어요. 물론 오늘 치료해서 내일 당장 좋아지는 건 아니고 한 달 정도의 치료 기간이 필요하지만, 비용은 그리 많이 들지 않는다는 거죠 더 쉽게 설명해드릴게요. 얼굴에 여드름이 100개가 있다고 하면 50개는 약을 먹으면 해결이 되고 20~30개는 약을 바르면 해결이 됩니다. 그래서 약을 먹고 바르는 것만으로도 여드름의 70~80% 이상이 치료가 된다는 거죠. 나머지 해결 안 되는 20~30%는 여드름을 압출이나 스케일링 치료를 통해서 없앨 수 있습니다. 따라서 **여드름 치료를 하는 데 약을 먹거나 바르지 않았다는 말은 달리기를 하면서 양발을 묶고 뛰는 것과 같은 거예요.** 여드름을 치료하겠다고 하면서 '나는 약은 절대 안 먹을 거야'라고 하면 이미 50점은 까먹고 시작한다고 보면 되고요. 여드름 치료, 약은 꼭 먹고 발라야 합니다.

| 여드름 치료 방법 |

바르는 치료제
- 크레오신
- 벤조일퍼옥사이드
- 트레티노인 연고
- 디페린 연고

먹는 치료제
- 항생제(바이브라마이신, 미노신)
- 피지억제제(로아큐탄)

국소 주사 요법
- 스테로이드제를 여드름 병변 내 직접 주사

스킨 스케일링
- 각질층을 제거하여 막힌 모공을 열어주는 박피술의 일종

피지를 제거하고 억제하는 가장 대표적인 바르는 약은 '디페린' 연고이며 '스티바'라는 연고도 도움이 돼요. 여드름균을 죽이거나 각질을 녹여서 모공을 열어주는 약은 항생제가 들어 있는 '크레오신 용액'이 있어요. 특히 피지가 많고 모공이 넓은 지성피부인 사람의 경우 크레오신을 바르는 것이 웬만한 화장품을 바르는 것보다 낫습니다. 하루에 두 번, 아침과 저녁에 주로 T존 부위에 바르면 되는데 눈에 들어가면 따가우니 주의하셔야 합니다. 입술에 발라도 따갑습니다.

단, 임신부가 써서는 절대 안 되는 여드름 약이 있어요. 로아큐탄은 비타민-A에서 유도된 합성물질로, 유전적으로 지성인 피부에 피지 분비를 원천적으로 억제해주어 여드름 치료에는 가장 좋은 약이지만 그만큼 부작용에 대해서 말이 참 많습니다. 가장 큰 부작용은 기형아 출산을 유발할 가능성이 굉장히 높다는 거죠. 게다가 체내에서 한 달 정도 잔류하기 때문에 여드름 환자가 오면 "결혼 하셨어요?", "임신 계획은 어떻게 되세요?" 하면서 사생활부터 캐묻게 됩니다. 임신 계획이 있다면 약을 끊고도 한 달 동안 완벽하게 피임을 해야 하죠. 가임기 여성은 언제든 먹는 약에 대해서 신경을 써야 합니다. 반면 남자가 이 약을 먹어서 임신에 영향을 주는 경우는 없기 때문에 얼굴이 번들거리고 모공이 넓은 데다 여드름이 계속 생기는 남자라면 로아큐탄을 피할 이유가 전혀 없습니다. 최근 로아큐탄의 물질특허가 풀려서 복제약이 많이 나오고 있기 때문에 선택의 폭도 넓어졌고 가격도 많이 떨어졌어요.

얼굴에 여드름이
100개가 있다고 하면
50개는 약을 먹으면 해결이 되고
20~30개는 약을 바르면 해결이 됩니다.
그래서 약을 먹고 바르는 것만으로도
여드름의 70~80% 이상은
치료가 된다는 거죠.

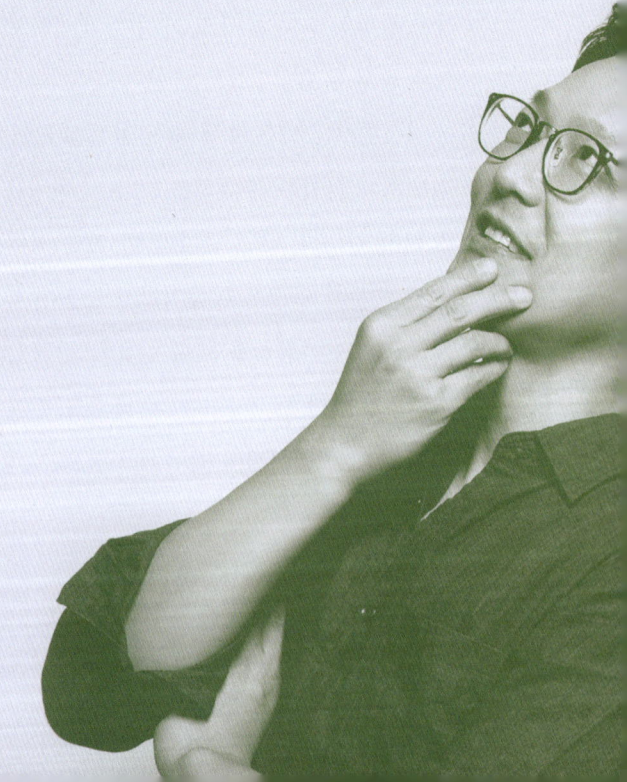

그렇다면 나이가 들어서까지 꾸준히 여드름이 생기는 사람은 여드름 약을 언제까지 먹어야 하는 걸까요? 결론은 여드름이 자연스럽게 없어질 때까지, 그러나 띄엄띄엄 먹으라는 겁니다. 지속적으로 먹다 보면 어떤 약이든 부작용이 생길 확률이 높아지니까 필요할 경우 그때 그때 복용을 하는 거예요. 여드름의 염증이 심하고 피지가 많이 나올 때는 먹는 약을 한두 달 정도 먹고, 그 후에 상태가 호전되면 먹는 약을 줄여서 끊을 수 있고, 대신 바르는 약만으로 호전된 상태를 끌고 갈 수 있을 때까지 끌고 갑니다. 그러다 여드름이 또 나오려고 하면 다시 2~3주 동안 약을 먹고 끊는 것을 반복하면서 꾸준하게 여드름을 관리해줍니다. 이렇게 간헐적으로 약을 복용하는 것은 약의 복용량을 최소한으로 유지하기 위함입니다. 먹는 약의 부작용은 복용 총량이 지나치게 많을 경우에 생기는 거니까요. 그래서 여드름이 꾸준히 나고, 부모님을 포함해서 가족력이 있다면 처음부터 믿을 만한 피부과 전문의를 자신의 주치의로 삼으세요. 먹는 여드름 약의 총량을 계산하면서 복용하게 되면 부작용이 생길 확률은 거의 없습니다. 이것이 비용 대비 가장 효과적인 여드름 치료법입니다.

04

먹고 발라도 남는 30%의 여드름

❝

먹는 약으로 여드름이 새로 나는 것을 잘 막아주고 바르는 약으로 여드름균이나 각질을 잘 제거해 주면 여드름은 70~80%까지 상태가 좋아집니다. 하지만 꾸준히 약을 먹고 발라도 사라지지 않는 여드름이 20~30%가량 남을 수 있습니다. 그러면 환자한테 물어보죠. "여드름 치료에 돈을 좀 더 써도 됩니까?" 그 뜻은 이런 겁니다. "나머지 30%는 돈을 좀 써야 해결할 수 있습니다. 스킨 스케일링 치료까지 받아야 하니까요. 그러나 경제적으로 그 정도의 여유가 없다면 계속 약만 먹고 발라도 됩니다. 이것만 해도 70%는 없어졌으니까 만족할 만하잖아요?" 그래서 피부과 전문의라면 여드름 환자에게 무엇보다 먼저 약을 먹고 바르라고 설명을 합니다. 이런 설명을 전혀 듣지 못했다고요? 그럼 여러분은 피부과 전문의가 아니라 피부과로 개원한 비전문의를 만났을 가능성이 높습니다. 피부과 전문의가 확실하다고요? 그렇다면 지나치게 상업적인 병원을 찾아가신 것 같네요.

먹고 바르는 약으로도 치료되지 않고 남아 있는 여드름은 먼저 외과적인 방법으로 하나하나 짜서 제거할 수 있습니다. 이런 시술을 '여드름 압출'이라고 부르죠. 검은 여드름의 경우 모공이 열려 있어 누르면 피지가 바로 배출되지만 하얀 여드름은 출구가 없는 상태이므로 섣불리 짜면 속에서 염증 반응만 더 심해집니다. 가만 두면 작고 하얀 여드름인데 손을 대면 크고 빨간 여드름으로 바뀌는 거예요. 결국 불난 집에 기름을 끼얹는 꼴이 되는 겁니다. 모공이 열려 있을 때 한두 개 정도는 자기가 짜거나 옆 사람이 짜주어도 해결이 되지만 문제는 대부분의 여드름은 모공이 막혀 있는 경우가 훨씬 더 많다는 거예요. 그래서 여드름을 손으로 짜서 염증을 심하게 만드는 것은 호미로 막을 일을 가래로도 못 막는 상황으로 몰고 가는 거죠. 염증 반응이 시작되면 아무리 치료를 잘 해도 나중에 붉은 자국이 오래가는 일이 벌어집니다. 막혀 있는 모공은 가급적이면 세균에 감염되지 않도록 예리하게 구멍을 뚫어서 속에 있는 피지를 쏙쏙 빼줘야 합니다. 구멍은 탄산가스 레이저나 소독된 바늘, 두 가지 방법으로 뚫어줄 수 있고요.

또한 피지가 잘 분비되도록 모공을 충분히 넓혀야 합니다. 그런데 그게 쉽지가 않다는 거죠. 예를 들어 교통 소통을 위해 어느 날 갑자기 광화문 사거리를 20차선으로 늘리겠다고 하면 근처의 건물들을 다 헐어야 하는데 그게 가능할까요? 차라리 교통량(피지 분비량)을 먼저 줄이는 것이 당장의 실현 가능한 방법이 되겠죠. 로아큐탄을 복용하면 피지 분비량을 쉽게 줄일 수 있습니다.

그런데 예외적으로 순서가 바뀌는 경우가 있어요. 이미 염증성 여드름이 심한 상태라면, 교통사고로 차가 막힌 상황과 유사합니다. 레커차로 사고 차량을 견인한 후 길을 뚫어 재빨리 교통 소통을 복귀시키는 게 우선이겠죠. 그런 다음 사고 재발을 막기 위한 대책을 세우는 것이 순서입니다. 염증성 여드름 역시 레이저로 먼저 뚫어서 고름을 제거하여 치료한 후, 먹고 바르는 약으로 여드름이 재발하지 않도록 잘 유지해야 합니다. 그러니까 심한 여드름의 경우 약을 먹고 바르고, 압출과 스케일링 등의 방법을 총동원해서 치료하면 적어도 4~6주 안에 웬만큼 해결할 수 있어요.

스케일링은 기름을 내보내는 모공 입구를 깨끗하게 해주는 시술입니다. 좁은 편도 2차선 도로라도 교통사고가 나지 않은 상태로 2차선을 모두 다 쓸 수 있으면 막히는 정도가 덜하죠. 이때 교통사고가 나서 그나마 차선 하나가 막히면 교통 체증은 심해질 겁니다. 마찬가지로 스케일링을 통해 다 나오지 못하고 모공 안에 끼여 있는 피지 덩어리(교통사고)를 잘 빼주면 모공이 넓어지지 않고도 이전보다 피지가 원활하게 잘 나오면서 모공이 넓어지는 것도 어느 정도 막을 수 있지요. 그러나 여드름에 대한 직접적인 치료 효과는 그다지 크지 않습니다. 물론 효과가 전혀 없지는 않지만 '비용 대비 효과(cost-benefit)'라는 게 중요하죠. 이를 테면 '프락셀'은 여드름을 치료하는 장비가 아니라 여드름 흉터를 치료하는 거고, 'IPL'도 여드름 치료에 약간의 도움은 되지만 비용 대비 효과로 따질 것 같으면 정말 황당한 비용이에요. 잘 알지 못하면 돈을 헛되게 쓸 수밖에 없습니다.

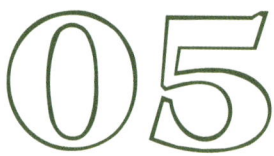

흉터 걱정은
여드름이 사라지고 나서

"

여드름과 여드름 흉터는 아예 차원이 다른 이야기입니다. 와인 잔에 립스틱이 묻으면 휴지에 세제를 묻혀서 닦으면 깨끗이 없어집니다. 피부를 와인 잔, 여드름을 립스틱에 비유한 거죠. 따지고 보면 초기 여드름을 치료하는 일은 와인 잔에 묻은 립스틱을 지우는 것처럼 간단한 거예요. 닦을 때 이상한 짓만 안 하면 깨질 일도 없어요. 적시에 여드름 약을 먹고 바르는 것만으로도 흉터가 생기지 않는다는 거죠. 이상한 짓은 손으로 짜고 수시로 만지는 거고요. 그러나 여드름 흉터는 바닥에 떨어진 와인 잔이에요. 한 번 깨진 와인 잔은 원상복구가 불가능한 것처럼 여드름 흉터도 마찬가지입니다. 엄청난 시간과 노력, 비용을 들여서 어느정도 복원을 할 수는 있지만 거기에 다시 와인을 따라 마실 수는 없습니다. 여드름과 여드름 흉터는 두 글자가 더 붙는 정도의 차이인데도 치료와 복원되는 상황을 비교할 것 같으면 완전히 다른 이야기가 됩니다.

여드름이라는 게 결국은 10명 중 8명은 사춘기가 지나면서 낫고, 나머지 2명도 고생은 하지만 나이가 들면 다 없어지는 겁니다. 하지만 여드름은 떠나면서 우리에게 흉터를 남기죠. 여드름이 났던 자리의 피부색이 붉은색 혹은 갈색으로 변했다가 1~2년 정도 시간이 지나면서 자연스럽게 원래의 피부색으로 복원이 되면 이를 '자국'이라고 부릅니다. 반면 여드름을 앓은 부분이 파여서 평생 없어지지 않고 흔적으로 남을 땐 이를 '흉터'라고 합니다. 대개 여드름 자국은 여드름을 앓고 난 직후 붉은 홍반으로 남았다가 서서히 갈색이나 거무튀튀한 고동색으로 변한 다음 싹 없어지죠. 그러니 걱정 말고 그냥 가만히 두세요. 조금 기다리더라도 돈이 안 드는 길을 선택하는 것이 후회가 적죠.

그런데 여드름이 있던 자리가 푹 파이는 경우가 있죠? 그런 것이 흉터인데, 절대로 없어지지 않습니다. 열심히 노력하면 40~50% 정도까지 회복시킬 수는 있겠지만 흉터가 없던 원래 피부로 되돌아가는 것은 불가능해요. 흉터 때문에 찾아온 환자들이 늘 물어봐요. "깨끗하게 될까요?" 교통사고가 나서 망가진 차를 수리하면 어느 정도는 복원이 되지만 새 차처럼은 안 되는 걸 생각하면 답이 나오죠. 절반 정도만 복원이 돼도 여자들은 화장을 해서 남은 흉터를 가릴 수 있으니까 치료 후 만족도가 높지만 남자분들은 아무래도 만족도가 낮습니다.

백색 여드름이나 흑색 여드름은 흉터가 남지 않지만, 염증성 여드름이나 낭포성 여드름, 2차 감염이 된 여드름 등은 흉터를 남깁니다. 여드름 흉터를 현미경으로 보면 좁고 깊은 웨지(wedge) 모양이 있고 넓은 박스 모양이나 접시 모양 등이 있는데, 이 중에서 넓게 퍼진 접시 모양의 흉터가 가장 잘 복원되지요. 여드름은 초기 치료를 잘 하면 자국이나 흉터 걱정을 할 필요가 없습니다. 처음부터 조심 운전을 하면 설사 사고가 나더라도 차를 수리하기 쉬운 것처럼 말이죠. 그래서 누누이 강조하지만 여드름을 비롯한 피부 질환이 생겼을 때 제일 먼저 해야 할 일은 믿을 만한 피부과 전문의를 찾아가는 것입니다.

이제 본격적으로 여드름 흉터를 치료하는 과정에 대해 이야기해보죠. 아직 여드름이 있는 피부라면 먼저 여드름부터 없애고 피부가 좀 진정된 후에 자국이나 흉터에 대한 고민을 해야 합니다. 그런데 여드름 환자들은 병원 문을 열고 들어오면서부터 마음이 급해요. "여드름을 없애면서 자국이나 흉터도 싹 없어지게 해주세요." 방금 불이 난 집에 불을 끄는 동시에 집을 새로 짓고, 집을 지으면서 인테리어도 동시에 해달라는 이야기랑 다를 게 없죠. 여드름 흉터 치료는 무엇보다 여드름이 다 가라앉은 후에 시작한다는 게 대전제입니다. 여드름이 전혀 나지 않는 상태가 될 때까지 먹는 약과 바르는 약으로 피부를 깨끗하게 한 후, 두세 달에 걸쳐서 바르는 약만 사용해도 여드름이 재발하지 않는다는 것까지 확인한 다음 자국이나 흉터 치료에 들어가는 게 순서입니다. 여드름이 났을 때 바로 약을 먹고 바르면 그 자리는 흔적이 덜 남아요. 그래도 붉은색이나 갈색 자국이 남았을 때는 시간을 갖고 기다리면 분명 좋아지고, 기다리는 시간을 줄이고 싶을 땐 처방을 통해 연고를 바르면 됩니다. 붉은색을 빨리 사라지게 하는 연고도 있고, 갈색 색소 침착을 없애주는 연고도 따로 있지요. 또한 붉은 기를 없애주는 색소 레이저나 제네시스 레이저를 사용하면 홍반을 줄여주는 시간이 더 짧아지겠죠.

흉터를 복원하는 방법은 화학 약품을 사용하는 '화학적 피부 복원술'과 레이저를 활용하는 '레이저 피부 복원술'이 있습니다. 화학적 피부 복원술은 의사의 손끝에 의존하기 때문에 소위 손맛을 많이 타는 시술이고, 레이저 피부 복원술은 표준화된 방법이 있어서 그대로 하면 되죠. 자동차를 운전하는 것에 비유하면 각각 수동 스틱 운전과 자동 오토매틱 운전이라고 할 수 있어요. 요즘 면허를 딸 때 수동보다는 자동 운전을 많이 선택하듯이 피부 복원술도 레이저 쪽이 대세입니다. 화학적 피부 복원술을 하고 나면 흉터 부분에 딱지가 생기는데, 딱지가 붙어 있는 일주일 정도는 일상생활이 조금 불편할 수 있어요. 반면 레이저로 피부 복원을 하면 피부가 약간 붉어졌다가 가라앉는 정도예요.

복원술의 효과는 젊고 건강한 사람일수록 더 좋습니다. 그리고 볼처럼 피부가 두터운 자리에는 새살이 잘 올라와요. 그러고 보면 여드름의 내부분이 볼에 생기는 게 다행이죠. 복원술에 사용되는 레이저는 또다시 두 가지 종류로 나뉩니다. 열을 발생시켜 섬유세포에 자극을 주는 레이저와, 눈에는 잘 안 보이지만 현미경을 통해 볼 수 있는 미세한 구멍을 뚫어주는 레이저입니다. 이 중 구멍을 뚫어주는 레이저가 깊은 흉터에 효과가 더 좋고, 열 레이저의 경우 중간층 또는 상층부의 얕은 흉터에 잘 듣죠. 열 레이저로 피부 깊은 곳까지 열을 주다 보면 잘못했다가는 화상을 입을 수 있어요. 얼굴에는 보통 깊은 흉터와 얕은 흉터 등 여러 여드름 흉터가 공존하기 때문에 이 두 가지 레이저를 같이 쓰면 더 큰 효과를 기대할 수 있습니다. 대개 전체 치료 기간을 1년 정도로 잡고 4~6주 간격으로 10회가량 반복하면 흉터도 조금씩 나아집니다.

MTS 롤러나 미세침 시술은 피부에 아주 미세한 구멍을 촘촘히 뚫어서 진피에 있는 섬유세포가 새로운 콜라겐을 합성할 수 있도록 그 능력을 유도해내는 원리를 이용한 거예요. 그래서 얕은 여드름 흉터나 잔주름, 늘어난 모공 등의 치료에 사용할 수 있습니다. 그런데 이게 제대로 효과를 보려고 하면 얼굴에 피가 날 정도로 진피층까지 깊게 찔러줘야 해요. 진피에는 혈관이 굉장히 많기 때문에 침으로 찌르면 그 자리에 펑펑 솟는 정도는 아니더라도 핏방울이 살짝 맺히는 게 상식이에요. 이 시술을 받고도 피가 나지 않았다면 그냥 표피만 살짝 건드렸다는 얘기죠. 표피는 흉터하고 아무런 상관이 없어서 표피에만 구멍을 내고 지나가는 정도의 깊이라면 원하는 흉터 치료 효과는 거둘 수가 없어요. 만약 이 원리를 활용한 제품을 홈쇼핑

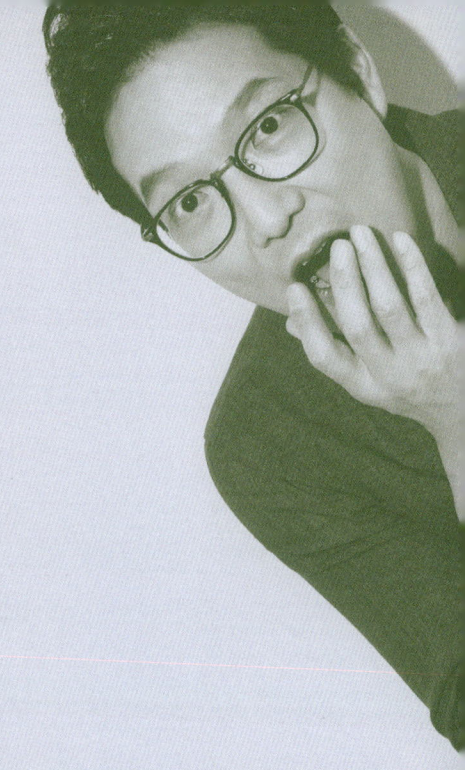

"여드름을 없애면서
자국이나 흉터도 싹 없어지게 해주세요."
방금 불이 난 집에 불을 끄는 동시에
집을 새로 짓고, 집을 지으면서
인테리어도 동시에 해달라는 이야기랑
다를 게 없죠. 여드름 흉터 치료는
무엇보다 여드름이 다 가라앉은 후에
시작한다는 게 대전제입니다.

등에서 사서 열심히 문지르는 사람이 있다면 지금이라도 꼭 알아두세요. 그래봤자 팔만 아프지 별 효과는 없을 겁니다. 잘못하다가 오히려 피부에 파인 흉터나 갈색 색소 침착을 만들 수 있고, 그 흔적을 치료하기 위해 더 고생할 수도 있고요.

여드름 흉터에서 또 하나의 문제가 바로 '켈로이드'입니다. 어렸을 때 소위 '불주사'라 불리는 예방주사를 맞은 자리나 상처가 생긴 후에 피부 표면이 붉고 불룩하게 튀어나오는 경우가 있지요. 이게 켈로이드라는 건데, 이는 체질적으로 유전되는 피부 질환입니다. 이런 체질을 가진 사람은 상처가 생기면 무조건 켈로이드가 생기기 때문에 일단 상처를 만들지 않는 것이 상책이죠. 켈로이드가 주로 생기는 부위는 아랫 입술부터 브래지어 라인까지가 가장 심하고 팔다리나 엉덩이 등에는 잘 안 생겨요. 문제는 목이나 턱선, 가슴, 등과 같이 여드름이 발생하는 부위와 켈로이드가 잘 생기는 부위가 일치한다는 겁니다. 즉, 여드름 흉터가 그대로 켈로이드로 되는 경우가 많은 거죠.

켈로이드를 생기지 않게 하는 방법은 없어요. 때문에 자신이 켈로이드 체질인지 아닌지 빨리 파악을 해서 켈로이드 흉터가 보이면 당장 피부과로 달려가서 주사를 맞아야 합니다. 크기가 작을 때 주사를 맞으면 쉽게 들어가거든요. 켈로이드 치료 효과는 영구적이지는 않지만 한두 달에 한 번씩 주사를 맞으면 절대로 더 이상 커지지는 않아요. 참고로 본인이나 부모님이 켈로이드가 있는 사람은 아기를 낳으면 예방주사를 어디에 놔야 할까요? 팔이나 어깨가 아니라 아기의 엉덩이나 발바닥입니다.

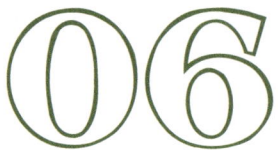

성인 여드름,
지성피부의 숙명?

"

우리가 여드름에 대해 논리적으로 잘 이해하고 있는지 가늠할 수 있는 방법이 있습니다. 지금부터 잘 읽고 대답해 보세요. '여드름은 사춘기에 생긴다', 맞을까요, 틀릴까요? 우리말은 '~는, ~도, ~가' 등의 조사를 잘 살펴봐야 합니다. 그럼 '여드름은 사춘기에만 생긴다', 맞을까요, 틀릴까요? 앞의 것은 맞고, 뒤의 것은 틀립니다. 정확하게 말하면 여드름은 사춘기 때 '시작되는' 질환입니다. 어릴 때는 피지선이 제 기능을 하지 않고 있다가 여자들은 초경을 하기 직전, 남자들은 수염이 나기 직전인 사춘기 즈음 몸속에서 안드로겐이라는 호르몬이 분비되기 시작합니다. 이 호르몬이 혈관을 타고 와서 피지선을 탁 때리면 그때부터 '아, 내가 어른이 되려나 보다' 하면서 피지선이 피지를 생성하기 시작하는 것이지요.

사춘기 아이들 중에 처음부터 모공이 넓은 경우가 있을까요? 한 명도 없습니다. 안드로겐이 신호를 줘서 피지가 만들어지기 시작했는데 모공은 꽉 막혀 있으니 피지가 갈 곳이 없게 되는 거죠. 이 피지들이 피부 밑에서 전부 다 덩어리로 뭉쳐지면 바로 여드름이 되는 겁니다. 이게 사춘기 때 여드름이 시작되는 원리예요. 때문에 사춘기 때는 개수의 차이는 있어도 누구나 여드름을 겪습니다. 비유를 하자면 여드름이 처음 생기는 과정은 신도시가 만들어지고 나서 초창기에 길에 차가 밀리는 거랑 똑같아요. 도로를 고작 6차선 혹은 8차선으로만 열어놓은 채 몇만 가구가 살 신도시를 지어놓는 것이죠. 당연히 한꺼번에 몰린 차들 때문에 아침 출근길 교통 체증이 엄청나집니다. 피부도 똑같습니다. 사춘기 때 모공은 그냥 좁은 2차선 길 정도밖에 열려 있지 않아서 눈에 보이지도 않을 정도인데, 본격적인 사춘기에 돌입하면 많은 차(피지)들이 좁은 도로(모공)에 몰리면서 입구에서 딱 뭉쳐버리는 거예요. 그래서 여드름은 바로 피지의 병목현상입니다. 그러다가 주민들의 민원이 제기되면 여기저기 길을 내고 넓히겠죠? 피지선이 피지를 열심히 뿜어 올리면 모공도 조금씩 넓어지면서 피지가 외부로 분비될 수 있는 충분한 길을 만들기 시작합니다.

그렇게 3~4년 정도 지나면 피지의 분비량과 피지가 빠져 나가는 길의 너비, 즉 모공의 크기 간의 밸런스가 잡혀 저절로 여드름이 사라집니다. 그 시기는 대체로 대학에 입학하는 20세 무렵이죠. 그러나 지성피부는 유전적으로 피지 분비량이 많은 경우라서 모공의 크기가 조정되는 과정에서 언제든지 여드름이 반복해서 날 수 있어요. 사춘기 땐 여드름을 거의 모르고 지나갔는데 성인이 된 다음에 여드름이 나면서 피부가 당기기 시작한다면 그건 피부 타입이 바뀐 게 아니라 타고난 피부는 지성이었는데 성인이 된 다음에 여드름이 나타나는 거예요.

드물게 피지가 하나도 나오지 않는 사람들이 있어요. 흔히 '도자기 피부'라고 하는 극소수의 건성피부에 해당하는데 모공이 작고 매끈하면서 무엇보다 피지가 거의 나오지 않으니 여드름도 아예 안 납니다. 이런 피부를 가진 사람들이 대개 화장품 광고 모델을 하니까 대중들은 그 모델의 화장품을 쓰면 그런 피부를 가질 수 있을 거란 착각에 빠지는데, 다시 말하지만 도자기 피부는 타고나는 겁니다. 대신 그런 건성피부는 아주 얇은 실크 블라우스 같아서 빨리 늙고 햇빛에도 취약해 아주 조심스럽게 관리해야 합니다. 실크 블라우스를 입고 등산 가는 사람은 없듯이 건성피부를 깨끗이 관리하려면 그만큼 주의를 기울여야 해요. 그렇다고 하루 종일 집 안에만 틀어 박혀 있을 수만은 없으니 나가서 돌아다니기도 하고 운동도 하다 보면 피부가 쉽게 잘 늙는 거예요.

성인 여드름은 성인이 되어서 술 마시고 담배 피우고 스트레스를 받아서 생기는 게 아닙니다. 물론 그런 요인들이 여드름을 악화시킬 수는 있겠지만, 근본적인 이유는 유전적으로 지성피부를 타고났기 때문에 성인이 되어서도 여드름이 나는 겁니다. 중성이나 건성피부는 똑같이 술을 마시고 밤을 새우고 스트레스를 받아도 여드름이 거의 안 납니다. 사실 성인 여성들의 여드름을 악화시키는 요인 중 하나는 월경인데, 대부분의 여성들이 월경 전에 피부 상태가 안 좋아지죠. 예를 들어 제가 한 여성 환자를 정해놓고 매일 아침 그분의 민낯을 관찰할 수 있다면 '아 이분은 언제쯤 월경을 하는구나' 알 수 있을 겁니다. 그 정도로 여성의 피부 상태는 월경 전후로 많은 차이를 보입니다. 여자들은 한 달을 주기로 호르몬 사이클이 두 번 변해요. 에스트로겐이 피크에 도달할 때가 배란기인데, 그 전후 3~4일간 피부 상태가 아주 좋죠. 있던 여드름도 쏙 들어가고 피부결도 고와지고요. 그러다가 2주 정도 지나면 월경을 하게 되는데, 월경 직전에는 프로게스테론이라는 호르몬이 피크에 다다라요. 이 프로게스테론이라는 호르몬은 여드름을 일으키는 호르몬과 분자 구조가 비슷해서 피지선을 자극하고 피부결도 거칠게 하죠. 특히 입 주위에 여드름이 잘 생깁니다. 월경이 끝나고 일주일 정도 지나면 피부가 다시 좋아지는데, 이러한 주기로 좋은 상태와 나쁜 상태를 반복하게 됩니다. 월경 전후로 여드름이 생기는 사람은 로아큐탄보다 바이브라마이신과 같은 항생제 계열의 약이 더 잘 들어요. 바이브라마이신을 먹거나 크레오신과 같은 바르는 약을 쓰면 쉽게 진정되므로 여드름 때문에 매달 한 번씩 스트레스를 받지 않아도 됩니다.

자, 그럼 우리가 많이들 이야기하는 대로 화장품이 모공을 막아서 여드름이 생길 확률은 얼마나 될까요? 그다지 높은 것 같지는 않습니다. 왜냐하면 지금 우리나라 화장품의 경우, 여드름을 유발할 수 있는 광물성 유분을 쓰지 않은 지 꽤 오래됐거든요. 그래서 화장품 자체가 모공을 막아서 여드름을 악화시키도록 만들어진 제품은, 적어도 국내 브랜드에서는 거의 없다고 봐도 됩니다. 화장을 오래 하고 있으면 모공이 막히지 않을까 하는 우려도 많이들 하는데, 일상적으로 아침에 화장하고 저녁에 지우는 정도라면 그걸로 여드름이 심해질까 걱정할 정도는 아닙니다. 가뜩이나 신경 쓰이는 성인 여드름, 괜히 잘못된 상상과 오해로 스트레스를 보태지 마세요.

여드름 외 대한민국 피부 질환 Top5

01

넓게 파인 모공과 블랙헤드

"

다시 말하는 거지만 모공의 크기는 피지 분비량과 비례한다고 했지요. 그리고 피지 분비량은 유전적으로 결정되어 있습니다. 따라서 모공이 넓어지는 가장 큰 이유도 유전입니다. 군대를 다녀온 20대 중·후반 남자들은 피부가 거칠어지거나 피부 모공이 넓어지면 전부 군대 탓으로 돌리곤 하죠. 그러나 실제로 가장 큰 요인은 유전적 요인이라고 봐야 합니다.

주제가 바뀔 때마다 그 원인을 먼저 이야기하는 이유는 원인을 잘 알아야 어디서부터 잘못 판단하고 있는 건지, 그동안 잘못된 정보와 상업적인 광고에 어떻게 얼마나 휘둘리고 있는지 알 수 있기 때문이에요. 뻔하게 유전적인 이유로 넓어진 모공을 두고 누군가는 "모공이 굉장히 넓으시네요. 이걸 바르고, 이걸 써 보고, 이걸 먹으면 좋아집니다"라고 하면서 비싼 물건을 우리 눈앞에 펼쳐 놓습니다. 돈 들여서 그 값에 맞는 효과를 얻을 수 있으면 좋은데 그렇지 않다는 게 문제죠. 그러나 피부과를 찾아가면 전문의가 그 원리를 간단하게나마 설명해주고 적절한 처방을 내려준단 말이죠. 피부과 처방비와 약값을 더해도 그런 물건들보다 비싸지 않습니다. 원리와 이치에 맞게 치료할 수 있고 여기에 투여되는 비용이 훨씬 싸면서 효과적이라면, 지금까지의 비과학적인 생각을 버리고 지금부터라도 합리적인 선택을 하도록 노력해야겠죠.

모공의 크기는 40대 전까지는 피지 분비량의 영향을 받고, 40대가 넘어서면 노화의 영향을 받습니다. 피부의 주성분인 콜라겐 섬유들의 경우 모공 주변에서는 피지선과 모공 주위를 둘러싸고 있는, 마치 우물과 같은 형태를 띱니다. 그런데 나이가 들수록 진피에 있는 콜라겐 섬유의 탄력성이 떨어지면서 모공을 둘러싸고 있는 콜라겐 조직도 느슨해지는 거죠. 때문에 노화가 진행될수록 넓었던 모공은 더 넓어집니다. 노화로 인해 모공이 넓어진 경우에는 모공을 둘러싸고 있는 콜라겐에 탄력을 증가시켜 모공을 수축시키는 효과를 기대할 수 있습니다. 요즈음엔 일상생활에 지장을 주지 않는 스타룩스나 프락셀 등의 레이저를 이용하여 피부 재생을 유도할 수 있고, 미세한 바늘이 붙어 있는 특수 롤러를 사용하는 MTS 요법은 피부에 미세한 구멍을 뚫어 피부 재생을 유도합니다. 이전부터 사용해왔던 방법에는 모공에 특수한 약물을 꼼꼼하게 집어 넣어 그 약물들이 진피까지

들어가서 콜라겐 합성을 촉진시켜주는 화학적 피부재생술(CROSS)이 있지요. 하지만 이러한 방법들로 아무리 모공을 좁힌다 해도 타고난 도자기 피부처럼 되는 건 불가능할 거예요.

좋은 날, 특별한 날 예뻐 보이기 위해 모공을 커버하는 메이크업을 하려고 하는데 혹 모공이 막혀서 나중에 더 심각한 트러블이 생기지 않을까 염려하는 분들이 있어요. 모공을 제대로 커버한 풀 메이크업을 했다고 해도 3~4시간 정도 행사나 모임에 다녀오는 정도면 별 문제 없습니다. 두꺼운 화장을 10~12시간씩 지속한다거나 피곤하다고 씻지도 않고 자는 게 반복된다면 당연히 피부에 부담을 줘서 모공이 더 넓어질 수는 있지만요.

이제 모공 고민과 함께 찾아오는 블랙헤드에 대해 알아보죠. 여드름의 일종인 블랙헤드는 그야말로 피지 덩어리예요. 피지가 처음 분비될 때는 액상(기름) 타입으로 나오다가 모공 입구에서 각질 및 피부에 붙어 있던 먼지들이 엉기면 고체 상태의 기름때가 됩니다. 특히 피지 분비량이 가장 많은 코에는 모공을 통해 나오다가 가로막혀 굳어버린 기름 덩어리들이 가장 많죠. 블랙헤드는 우리 눈에 보이는 끝부분만 까맣지 실상 짜 보면 그 밑은 노란 기름들로 뭉쳐져 있어요. 손에 식용유가 묻었을 때 비누로 씻어야 잘 지워지는 것처럼 블랙헤드가 있는 곳(특히 코 주변)을 씻을 때는 비누칠을 꼼꼼히 잘 해 주어야 합니다. 보통 세수를 할 때 '어푸어푸' 하면서도 기름이 별로 없는 뺨만 열심히 씻죠? 세수를 제대로 하려면 비누 거품을 충분히 내서 코 주위를 잘 문질러 주어야 해요. 또한 기름을 녹이는 데 가장 좋은 것은 알코올이에요. 이때는 물론 인체에는 무해한 종류의 알코올을 사용해야 하는데, 대표적인 것이 바로 에틸알코올입니다. 에틸알코올은 우리가 마시는 술의 화학명이기도 하죠. '피지가 많은 피부는 소주로 클렌징을 하면 좋다'는 것도 소주에 들어 있는 에틸알코올 성분이 피지를 잘 제거하기 때문입니다.

알코올이 주성분인 크레오신을 바르는 것도 좋은 방법입니다. 크레오신에는 여드름균을 죽이는 항생제가 들어 있어 모공이 막히는 것을 예방해주고 각질을 제거해 주는 효과도 있어서 블랙헤드가 잘 생기지 않도록 도와주죠. 블랙헤드가 만들어진 후에 없애겠다고 애쓰지 말고 미리 약을 사용해서 아예 생기지 않게 하면 시간도 아끼고 더 효율적이겠죠?

02

인생을 우울하게 하는 그림자, 기미

❝

'기대가 크면 실망도 크다'라고 먼저 말하고 이야기를 시작하겠습니다. 기미의 가장 큰 원인 역시 유전입니다. 생길 사람과 생기지 않을 사람이 날 때부터 이미 정해져 있다는 겁니다. 임신 했을 때 기미가 올라오는 것도 기미가 생길 유전적인 요인을 가진 사람이 임신을 해서 생기는 겁니다. 이 얘기가 믿기지 않는다면 거꾸로 생각해 보면 됩니다. 과연 임신한 여자들이 다 기미가 생길까요? 부모님 중 한 분만 기미가 있다고 하면 본인에게 기미가 생길 확률은 50%입니다. 친가나 외가 쪽에 여자분들이 임신을 했을 때 다 기미가 생겼으면 '아, 나도 나중에 임신을 하면 기미가 생기겠구나' 하고 편하게 생각하면 됩니다. 기미가 생겨도 인생은 충분히 즐거울 일이 많습니다. 기미의 두 번째 원인은 여성 호르몬, 세 번째가 자외선이에요. 그래서 유전적 요인을 가지고 있고 에스트로겐 호르몬이 나오는 가임기 여성이 햇빛을 보면 당연히 기미가 생기겠죠. 나이 들어 기미가 없어지는 경우는 폐경 단계에 접어들어서입니다. 그래서 할머니들은 기미가 없어요.

자, 이제 더 실망할 이야기를 하겠습니다. 기미는 치료를 한다 해도 그때뿐입니다. 치료 후에 깨끗해졌다고 해도 햇볕을 쪼이면 다시 올라온다는 거죠. 기미를 가진 분들은 기본적으로 '햇빛을 보면 언제든지 기미가 생길 수 있다'고 생각하면서 자외선 차단제를 열심히 발라 피부에 자외선이 직접 닿지 않도록 끊임없이 노력해야 합니다. 그렇다면 기미가 있는 사람이 자외선 차단제를 발라야 하는 기준은 무엇일까요? 모든 실내 조명을 <u>끄고도</u> 글자를 읽을 수 있는 정도면 늘 자외선 차단제를 발라야 합니다. 비가 와도 눈이 와도 조명 없이 신문을 읽을 수 있는 정도면 자외선은 반드시 존재합니다. 그러나 인공 조명은 눈에 보이는 가시광선만 나오지 자외선은 전혀 없으므로 강한 인공 조명을 오래 쬔다고 해서 피부에 기미가 생길 가능성은 거의 없습니다.

경제적 여유가 된다면 적극적으로 기미를 치료할 수 있는데, 그것도 기미가 영구적으로 생기지 않기를 기대하며 치료를 시작한다면 당장 그만두는 것이 좋아요. 기미에 관한 한 100% 재발을 막아주는 치료법은 없습니다. 의사가 세상의 모든 병을 다 고쳐줄 수 있을까요? 이에 옳은 대답을 알고 있다면 기미에 대해서도 포기할 건 포기하세요. 기미에 대해 의사가 해줄 수 있는 건 기미에 대한 진실을 다 알려주고 그런 다음에도 여유가 돼서 굳이 치료를 하고 싶다고 하면 한시적으로 피부를 깨끗하게 해주는 거예요. 기미를 없애는 건 빨래를 하는 것과 같습니다. 옷을 입고 있다가 더러워지면 세탁을 하죠. 양복은 한 달 정도 입으면 드라이클리닝을 맡기고, 와이셔츠는 한 두 번만 입어도 손빨래를 해야 합니다. 절대 때가 타지 않는 특수한 옷이 만들어진다면 낡을 때까지 계속 입다가 버릴 수야 있겠지만, 아직까지 그런 옷은 없어요. 사람의 피부도 마찬가지입니다. 기미가 생기는 피부는 쉽게 때가 타는 옷과 같다고 생각하면 됩니다. 피부가 늘 새 옷처럼 깨끗하길 바란다면 미백 연고를 바르거나 레이저 시술 등을 이용해 기미를 더 효과적으로 없앨 수가 있는데, 중요한 건 빨래를 한 번 한 것처럼 기미 치료의 효과도 그때뿐이라는 거예요.

그 이유를 설명하기 위해서는 기미 치료에 사용되는 레브라이트 레이저의 원리를 자세히 살펴볼 필요가 있어요. 피부를 현미경으로 들여다보면 피부색을 결정해 주는 멜라닌 세포가 있어요. 이 세포에서 멜라닌 색소가 만들어지는데 일반적인 멜라닌 색소가 손톱 크기에 비유된다면 기미를 이루고 있는 멜라닌 색소는 엄지손가락 한 마디 정도가 됩니다. 레브라이트 레이저는 정상 크기의 멜라닌 색소는 건드리지 않고 비정상적으로 큰 기미 멜라닌 색소만을 선택적으로 파괴하여 잘게 쪼갭니다. 그러고 나면 청소부 역할을 하는 대식세포가 쪼개진 멜라닌 색소 덩어리를 집어서 왼쪽 옆구리에 있는 비장이라는 곳에 가져다 버려요. 보통 레이저 치료 후 일주일이 지나면 잘게 쪼개진 멜라닌 덩어리들을 대식세포가 다 가져다 버리면

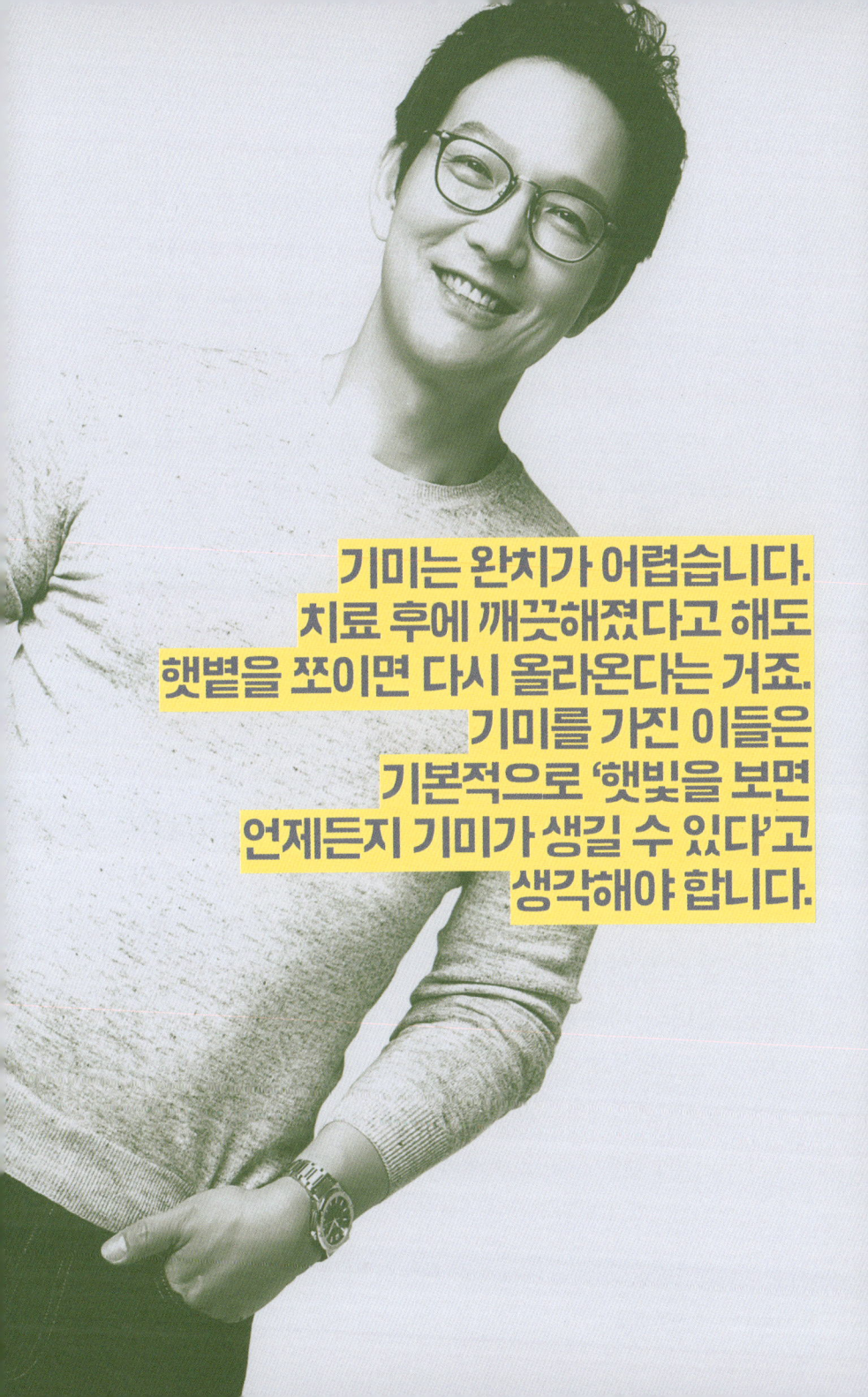

기미는 완치가 어렵습니다.
치료 후에 깨끗해졌다고 해도
햇볕을 쪼이면 다시 올라온다는 거죠.
기미를 가진 이들은
기본적으로 '햇빛을 보면
언제든지 기미가 생길 수 있다'고
생각해야 합니다.

서 얼굴이 차츰 맑아지지요. 남아 있는 기미 멜라닌 색소가 있으면 일주일 뒤에 다시 레이저로 잘게 부숴주고 대식세포가 또 찌꺼기들을 치우는 과정을 일주일 간격으로 약 10회 정도 반복하고 나면 피부가 많이 깨끗해집니다. 세탁한 양복을 비닐 씌운 채로 옷장 안에 잘 넣어놓으면 옷에 때가 탈 일이 없죠. 기미가 있는 피부도 치료 후 햇빛만 안 보고 살면 계속 깨끗한 피부로 살아갈 수 있습니다. 하지만 여름이 되면 산으로 바다로 놀러 가서 마음껏 즐기고, 또 골프를 좋아하는 사람이라면 필드에 나가서 골프를 치고 싶죠. 그러면 옷에 때가 타는 것처럼 기미도 다시 진해집니다. 물론 또 치료를 하면 되죠. 비싼 옷을 사서 옷장 깊숙이 모셔두고 그저 바라보기만 한다면 무슨 소용이 있을까요? 옷장 안에 머무는 것이 옷의 기능은 아니죠? '잘 입고 시간이 흘러 때가 타면 세탁하면 되는 것', 기미는 이렇게 접근을 해야 마음이 편합니다.

그렇다고 기미 치료를 꼭 비싼 레이저에만 의존할 필요는 없습니다. 옷을 꼭 비싼 세탁소에다 맡기지 않더라도 집에서도 충분히 잘 빨아서 깨끗하게 입을 수 있죠. '돈이 없으니까 기미 치료는 포기해야지'라고 극단적으로 생각할 필요는 없다는 거예요. 기미를 예방하는 가장 중요한 팁은 무엇보다 자외선 차단제를 열심히 바르는 겁니다. 야외 활동을 할 때 선글라스와 모자를 쓰고 양산으로 또 가리고 마스크까지 해서 자외선을 완벽히 차단하겠다는 적극적인 노력을 기울이면 기미가 진해지는 걸 일단 어느 정도 막을 수는 있어요. 그리고 나서 바르는 약이 전제가 돼야죠. 미백과 재생 기능이 좋은 바르는 약들이 있어요. 먼저 약을 발라서 좋아지는 정도를 살펴본 후 그 정도로도 만족할 만한 효과가 있다면 비싼 돈을 더 쓸 필요가 있을까요? 약을 발라서 나아지기는 했지만 뭔가 미진한 게 있다면 그때 적절한 레이저 치료로 채워주는 식으로 가면 되죠. 이렇게 차근차근 과정을 밟아가며 해 나가야지, 돈만 들이면 싹 다 좋아질 것이다? 그건 아니라는 거죠. 오래된 기미는 어쩔 수 없지만, 갑자기 확 올라온 기미는 의사의 처방을 받아서 서너 달 정도 약을 발라주면 다 들어갑니다.

자외선 차단제와 미백 연고로 효과를 볼 수 없을 때에는 돈이 들어도 레이저 치료를 선택해야만 하는데, 레이저로 기미 치료를 할 때 한 가지 주의사항이 있습니다. 경험 많은 피부과 선생님이 아무리 좋은 장비로 치료를 한다 해도 딱지가 생기면 과색소 침착이 생길 가능성이 있다는 거죠. 그래서 기미 치료를 위한 레이저 시술은 딱지가 생기지 않는 기미 전용 레이저(레브라이트 레이저)로 하는 것이 좋습니다. IPL 후에 기미가 생겼다는 분들이 있는데 정확히 말하자면 IPL 때문에 없던 기미가 생긴 것은 아니고, IPL도 강한 광선의 일종이기 때문에 기미가 생길 소인이 있던 사람들이 IPL 광선을 쪼였기 때문에 기미가 올라올 수 있습니다. IPL로 생기는 부작용은 색소 침착이라는 일시적인 현상이고 기미는 유전적으로 생기는 색소성 피부 질환이니 그 구별은 정확히 해야 합니다. IPL은 길쭉한 직사각형 모양의 팁을 피부에 딱 밀착해서 광선을 쏘기 때문에 광선을 쐰 부분의 에너지가 너무 강하면 물집이 잡히고 화상을 입을 수 있어요. 화상을 입게 되면 직사각형 모양의 색소 침착이 생길 수 있는데 거뭇거뭇한 색깔이 마치 기미와 비슷

합니다. 이 거뭇거뭇한 것이 IPL의 부작용으로 생긴 건지 아니면 원래 있던 기미나 생길 기미가 진해진 것인지는 색과 모양으로 구별할 수 있습니다.

나이가 들면 기미뿐 아니라 잡티도 늘어납니다. 잡티 치료를 위해서는 레이저나 IPL 시술이 필수적인데, 문제는 동양인의 경우 레이저나 IPL 치료 후에 '과색소 침착'이라고 하는 부작용이 생길 확률이 30% 정도나 된다는 것입니다. 그래서 레이저 치료 여부를 결정하기 전에 다음과 같은 사항을 명심해야 합니다. 첫째, 레이저는 언제든 부작용이 생길 개연성이 있다는 것. 과색소 침착이 발생하지 않을 7명은 누구고, 과색소 침착이 발생할 3명은 누가 될지 의사도 알 수 없어요. 그러니 환자가 들어오면 일일이 설명을 해주는 수밖에 없습니다. "70%의 확률로 잡티가 좋아지는데 운이 나쁜 30%에 속하는 경우 원래 갈색보다 더 진해집니다. 과색소 침착이 생기는 경우 6개월 정도 미백 연고를 사용하면 원래 잡티 색깔로 되돌아가긴 합니다만 여섯 달 이상은 고생을 해야 한다는 뜻입니다. 척 보고 치료를 해야 할지, 하지 말아야 할지 이야기할 수 있으면 좋겠지만, 미안하게도 그건 알 수 없습니다"라고요. 결국 얼굴에 잡티가 많아서 신경이 쓰이고, 레이저로 시술을 꼭 해야 하는 상황이라면 테스트 목적으로 한두 개만 먼저 조심스럽게 해보는 것을 권합니다. 결과가 좋으면 나머지 잡티 역시 똑같은 방법으로 치료하면 되고 한두 개 해봤는데 색이 더 진해지고 영 마음에 들지 않으면 그냥 바르는 약으로 흐리게 만드는 정도로 끝내야 합니다. 둘째, 레이저 치료에 너무 많은 기대를 하지 마세요. 그 기대치를 만족시킬 정도로 완벽한 성능의 레이저 장비는 현재까지 없습니다. 셋째, 경제적으로 절대 무리해서 하지 마십시오. 의사가 하는 말을 다 따를 것도 없고 광고에 나오는 말도 맹신할 이유가 절대 없습니다. 자신이 소비할 수 있는 합리적인 비용을 넘어서까지 피부에 돈을 들이는 것은 무엇이든, 언제든 후회를 남길 수 있기 때문입니다.

모든 레이저 치료의 특징은 미용상 보기 흉할수록 더 많은 치료 효과를 본다는 것입니다. 점이 많을수록 없애고 나면 더 깨끗해 보이고, 주름살이 깊을수록 펴고 나면 더 매끈해 보이겠죠. 기미도 진할수록 사라지고 나면 피부가 더 깨끗해 보입니다. 기미 레이저 치료는 한 번 받을 때의 비용이 15만 원 전후로, 심한 기미의 경우 일주일에 한 번씩, 10회 정도 받으면 오랜만에 만나는 사람들에게 "용 됐다"는 말을 들을 수 있는데, 문제는 이 효과가 오래 유지되지 않는다는 거죠. 그러니까 중요한 행사가 있거나 사진을 예쁘게 찍어야 하는 상황일 때 레이저 치료를 10번 정도 연속해서 받고, 기미가 신경 쓰여 1년에 100만~200만 원은 내 얼굴 피부에 쓰겠다고 작심하신 분들은 한 달에 한두 번씩 꾸준히 레이저 시술을 반복하는 것도 괜찮습니다.

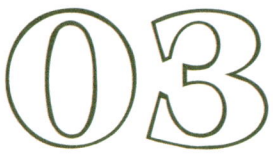

하얀 피부를 향한 꿈, 피부 미백

"

피부의 표피 가장 아래쪽에 있는 기저세포층에는 10개의 기저세포당 한 개의 멜라닌 세포가 딱딱 배치되어 있습니다. 누구나 가지고 있는 이 멜라닌 세포는 모양이 꼭 문어처럼 생겼지요. 문어는 머리에서 문어발 여덟 개를 뻗잖아요? 멜라닌 세포는 수십 개의 촉수를 뻗고 있는데 머리 부분에서 멜라닌을 만들어 촉수를 통해 각질 세포로 하나씩 전달해주지요. 특히 멜라닌 세포는 햇빛을 받으면 촉수도 늘어나고 멜라닌도 많이 만들어 낸다는 특징이 있어요. 반대로 햇빛이 약해지면 할 일이 없으니까 동그랗게 문어 머리 모양만 남죠. 이 멜라닌 세포의 숫자는 흑인종, 황인종, 백인종까지 전 세계의 모든 인종이 동일합니다. 다만 멜라닌을 만드는 능력에서 흑인은 아주 진한 멜라닌을 많이 만들어 내고 백인은 허여멀건 멜라닌을 만드는데 그것조차도 잘 안 만들어요. 그래서 피부색이 달라지는 겁니다.

피부색을 분류할 때 일반적으로 눈에 보이는 대로 흑인과 황인, 백인으로 나누는데, 피부과 의사들의 경우 자외선에 노출되었을 때 홍반이나 화상이 나타나는 정도를 가지고 피부 타입을 1부터 6까지 여섯 단계로 나눠요. 물론 이 피부 타입도 타고납니다. '피부 타입-1'은 '알비노'로 백사나 백호, 흰 개구리 등을 예로 들 수 있는데, 멜라닌 세포에서 멜라닌을 만들어 내는 능력이 '제로(0)'인 경우입니다. 멜라닌 세포는 있지만 그 세포가 멜라닌 색소를 만들어 낼 능력이 없는 거예요. 멜라닌은 피부 색깔을 결정한다고만 알려져 있지만 실은 햇빛으로부터 피부를 보호해주는 천연 자외선 차단제 역할을 합니다. 그러니 멜라닌 세포에서 이 천연 자외선 차단제인 멜라닌을 만들어내지 못하면 피부가 햇살 아래에서 보호가 안 되니까 노출된 피부에 일광 화상이 발생하는 거죠. '피부타입-1'을 가진 사람은 햇빛을 보

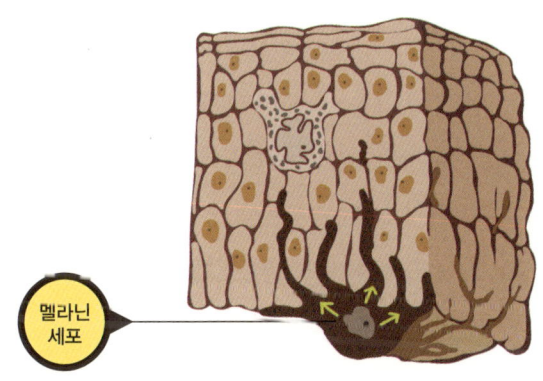

면 피부에 바로 화상을 입고 피부암도 빨리 생기기 때문에 무조건 햇빛은 피해야 해요. 드물지만 이런 사람이 존재한답니다.

'피부 타입-2'는 북쪽 스칸디나비아형의 전형적인 백인으로 햇빛에 조금만 노출돼도 피부가 금세 빨개지고 화상을 잘 입지요. 이런 사람들은 어릴 때 티 없이 뽀얀 피부를 가졌다가 성장과 함께 운동장에서 뛰어놀기 시작하면 얼굴에 주근깨가 확 퍼지죠. 타고나길 피부가 햇빛에 대항할 능력이 부족하니까 스스로 주근깨를 만들어 해를 가리는 작용을 하는 거죠. '피부 타입-3'은 이탈리아나 스페인 등 라틴 계열의 백인 피부로 황인종보다는 희고, 전형적인 북구 백인보다는 좀 더 갈색을 띠죠. 동양인 중에서도 주위의 부러움을 받을 정도로 새하얀 피부를 가진 사람들이 이 단계에 속합니다. 이런 피부는 약한 햇빛에는 괜찮은데 다소 강한 햇빛을 받으면 화상을 입을 수도 있어요.

'피부 타입-4'가 바로 표준적인 한국인 피부로 햇빛에 나가면 살짝 검어지고 햇볕을 오래 쬐면 벌겋게 됐다가 시간이 지나면서 피부색이 까매지는 유형의 사람들입니다. 우리나라 사람들 대부분이 이 단계에 속한다고 보면 되죠. '피부 타입-5'는 태국인, 폴리네시아인, 하와이안처럼 어지간한 햇빛에는 화상을 잘 안 입는 피부예요. 한국인들 중에도 이런 피부를 종종 볼 수 있는데, 햇빛 강한 여름에 바닷가에 나가도 화상을 입지 않지요. '피부 타입-6'은 흔히 말하는 흑인입니다. 일광 화상에 대해서는 전혀 걱정할 필요가 없는 아주 까만 피부의 사람들이죠.

자신의 피부 타입보다 좀 더 하얀 피부를 원한다면 다양한 방법으로 노력해서 어느 정도 밝고 환한 피부로 가꿀 수는 있지만, 피부 타입의 단계를 뛰어넘으려고 하면 얻는 건 부작용밖에 없어요. 유전적으로 결정된 피부 타입은 바꿀 수가 없다는 거예요. 그러니 미백 화장품을 쓸 때조차도 늘 '비용 대비 효과'를 따져봐야 합니다. 하지만 미백 성분이 들어 있는 화장품보다 효과적인 것이 바로 피부과에서 처방해주는 바르는 약입니다. 하이드로퀴논 성분의 약을 바르면 미백 화장품보다 가격 대비 효과가 훨씬 좋지요. 미백 레이저나 IPL도 똑같습니다. 미백을 위한 레이저 시술의 원리는 비정상적으로 활성화된 멜라닌만 선택적으로 파괴하는 것으로, 레이저를 쏘면 원래 자기 피부보다 진해진 갈색 부분의 멜라닌은 깨져요. 멜라닌의 크기가 비정상적으로 커진 것이기 때문에 레이저가 이를 파괴하는 거죠. 그러나 원래 피부색을 결정하는 멜라닌은 그다지 손상을 받지 않습니다. 다시 말해 진한 갈색을 띠는 잡티나 기미만 레이저를 통해 멜라닌 분해가 되니까 그 부위만 원래의 피부색으로 돌아오는 겁니다.

'어느 유명 연예인이 비타민-C 주사를 맞아서 피부가 희어졌다'는 등의 소문은 과학적으로 근거 불충분입니다. 유명해지기 전에는 한가하니까 햇빛을 보며 운동도 하고 낮에 외출도 자주 하며 지내다가 바빠지면서 햇빛을 못 보고 살아서 그럴 거라고 생각을 하는 게 차라리 더 합리적일 거예요. 정맥주사로 투입한 정도의 비타민-C 용량으로 피부의 미백 효과를 기대한다는 것은 어불성설입니다. 물론 비디민-C는 피부 미백에 도움이 되는 성분으로 잘 알려져 있죠. 그러나 비타민-C

를 체내에 투여해서 이것이 멜라닌 세포까지 가서 멜라닌 색소를 억제할 정도가 되려면 엄청난 고용량이어야 해요. 하루에 우리 몸이 필요로 하는 비타민의 총량이 약 500~1,000mg인데 이보다 10배, 100배의 양을 투여한다면 가능할 수도 있겠죠. 피부 좀 희어지겠다는 욕심으로 필요량 이상의 비타민-C를 체내에 투여한다는 게 과연 옳은 일인지에 대해서는 신중하게 생각해 봐야 합니다. 평소보다 밥을 10배 더 많이 먹는다면 당장 몸에 무슨 문제가 생기지 않을까요? 생명 유지에 필수적인 소금조차 10배의 양을 먹는다면 분명 우리 몸에 독이 될 겁니다. 피부를 밝고 깨끗하게 유지하기 위해서는 자외선 차단제를 잘 바르는 게 가장 좋은 방법이에요. 또 건조할 때에는 보습제를 잘 발라서 각질을 건강하게 해주면 자외선으로부터 피부가 보호되어 피부색이 더 밝아 보이겠죠. 그 정도만 돼도 충분히 아름다워 보일 수 있습니다.

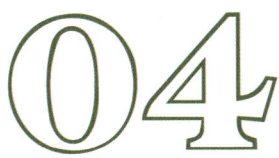

오늘, 점 뽑기 좋은 날

"

거울로 매일 보는 점, 지금까지 살아오면서 우리가 점에 대한 정확한 정의를 생각해 본 적이 있었을까요? 점은 의학 용어로 '모반'이라고 합니다. 피부는 표피를 구성하는 표피세포, 색깔을 만들어내는 색소세포, 진피의 혈관에 있는 혈관세포, 그리고 신경세포와 콜라겐까지 다양한 종류의 세포들로 구성되어 있어요. 일반적으로 '점'이라고 하면 얼굴에 있는 까만 점만 떠올리는데, 점은 여러 가지 피부 세포 중 한 가지가 유독 많이 자라난 경우를 가리킵니다. 예를 들면 가장 흔한 까만 점과 갈색 점은 색소세포들이 비정상적으로 많이 만들어지면서 생긴 거고, 반대로 색소세포가 몽땅 없어져서 그 자리만 허얗게 보이는 흰 점도 있어요. 혈관세포들이 비정상적으로 많이 자라면 혈관종(혈관모반)이 되고, 표피세포가 비정상적으로 많이 자라면 피부에 길쭉한 선상의 마치 사마귀 모양과 유사한 표피 모반이 되기도 하는데 어린아이들에게 주로 나타나는 모반이죠. 피지선만 뭉쳐진 피지선 모반이라는 것도 있습니다. 이 중 가장 일반적인 모반인 '점'은 색소세포인 멜라닌 세포가 많아져서 발생하는 것으로, 보통 자연적인 노화 현상으로 생기며 햇빛과도 연관이 있습니다. 햇빛을 많이 보면 점이 더 많이 생기는 거죠. 그래서 몸 전체에 있는 점의 개수는 대개 나이 60대면 60개, 70대면 70개 정도는 누구나 가지고 있다고 보면 됩니다.

점 빼는 날은 따로 안 잡아도 돼요. 우리나라 풍습에 결혼하는 날, 이사 가는 날, 잔치하는 날을 고심해서 잡는데 점은 날을 별도로 잡을 이유가 없다는 겁니다. 흔히 볼 수 있는 색소 모반은 '탄산가스(CO_2) 레이저'나 '어븀야그(Erbium:YAG) 레이저' 등으로 증발시켜 버리면 되는 거라 까다로운 시술이 아닙니다. 다만 청색 모반은 얘기가 좀 달라지죠. 피부 표면에 가까이 있는 점은 육안으로 갈색이나 검은색으로 보이지만, 청색 모반은 마치 물이 깊으면 검게 보이는 것처럼 피부 아래 깊은 곳에 있어서 검푸른색으로 보입니다. 이 청색 모반은 레이저 치료 후에 파인 흉터가 남을 수 있으므로 치료 전에 신중하게 생각하고 치료 여부를 결정하는 것이 좋습니다. 점은 레이저로 제거한 후 '듀오덤'이라고 하는 인공 피부를 붙여두면 일주일 후 새살이 올라오고 2~3달이 지나면 재발 여부를 알 수 있지요. 재발하면 같은 방법으로 한 번 더 치료하면 됩니다.

그런가 하면 태어날 때부터 얼굴에 넓게 퍼진 푸른 점이 있는 경우가 있는

데, 이런 점을 '오타모반'이라고 합니다. 오타모반을 제거하려면 피부 깊숙이 침투해서 색소를 파괴해주는 '큐스위치 엔디야그(Q-switched Nd:YAG) 레이저' 또는 '알렉산드라이트(Alexandrite) 레이저'를 사용합니다. 하지만 색소 모반의 크기가 직경 5mm가 넘어가면 성형수술로 제거하는 게 훨씬 나아요. 그 정도 크기를 레이저로 시술하면 파인 흉터가 남지만, 칼로 깨끗하게 도려내고 일자로 꿰매는 성형수술은 점을 주름 라인에 맞춰 제거하게 되어 나중에 주름 라인에 묻혀서 흔적이 거의 보이지 않게 되죠.

가끔 엄마들이 미취학 아동이나 사춘기 이전의 어린아이들을 병원에 데리고 와서 아이 점을 빼달라고 합니다. 사춘기 이전에는 미용과 관련된 점은 빼지 말라는 것이 정답이에요. 피부가 연약하고 피부 복원력이 떨어질 때 생긴 상처는 그게 손톱 자국이든, 레이저 치료 자국이든 무조건 흉터로 남습니다. 수두 자국이 남는 이유는 어릴 때 생겨서 그런 거예요. 여드름이 다 들어갈 때가 비로소 피부 복원력이 좋아지는 때니까 점도 그때 빼면 됩니다. 마찬가지로 여드름이 많이 날 때는 피부에 염증이 잘 생긴다는 거니까 점을 빼지 않는 것이 좋지요. 다만 손바닥이나 발바닥, 여자들의 브래지어 라인, 남자들의 벨트 라인 등 끊임없이 마찰이 생기는 부위에 있는 점은 암(악성 흑색종)으로 발전할 수 있으니 빨리 제거하는 것이 좋습니다. 물론 이것도 한 40~50년 정도 지나야 그렇다는 거예요.

05

다크 서클이 말하는 당신의 진실

"

모든 신체적 특징의 근본적인 원인은 대부분 유전이라고 보면 맞는데, 다크 서클도 피곤해서 생기는 게 아니라 유전적으로 생기는 사람이 정해져 있습니다. 사실 '다크 서클'은 의학적 용어가 아니라 눈 밑이 어둡게 보이는 증상을 가리키는, 아주 잘 만든 상업적인 표현이기도 하죠. 남녀를 불문하고 요즘 다크 서클에 대한 고민을 호소하는 환자들이 많습니다. 다크 서클을 의학적으로 차근차근 분석을 해보면 세 가지 타입으로 나뉩니다. 먼저 아래 눈꺼풀(하안검)이 검어지는 경우인데 어려서 아토피 피부염을 앓았던 사람이 어른이 되면서 그 흔적이 눈 밑에 남는 겁니다. 반복되는 아토피 피부염으로 인해 표피와 진피에 기미보다 더 진한 색소 침착이 생긴 거죠. 그리고 눈 밑에 불룩한 주머니가 잡히는 경우가 있죠? 나이가 들면서 주름과 함께 눈 밑 지방이 주머니처럼 불룩하게 튀어나오는 현상을 성형외과에서는 '지방형 눈밑 주름(baggy eyelid)' 혹은 핸드백 모양으로 주름이 생긴다고 해서 '아이 백(eye bag)'이라고 부르는데, 피부과에서는 '데니-모건의 주름(Dennie-Morgan's folds)'이라고 부릅니다. 잔주름살이 자글자글하게 눈 밑에 많으면 그 부위가 좀 더 어두워 보이는 요인이 되는 거죠. 마지막으로 눈 밑에 지나가는 정맥이 몇 가닥 있는데 피부가 너무 얇아서 혈관이 피부 위로 다 비치면 그게 또 언뜻 다크 서클처럼 보입니다. 피부가 얇고 하얀 사람들에게서 잘 나타나는 현상이죠. 따라서 다크 서클은 순수하게 피부색이 진해진 건지, 주름이 많아진 건지, 혈관이 굵어졌는지, 그 원인에 따라 해결하는 방법도 달라집니다. 젊은 사람들은 아토피로 인한 다크 서클이 가장 많고, 나이가 들수록 데니-모건의 주름처럼 처져서 검게 보이는 경우가 많아집니다.

다크 서클을 치료하는 방법은 아토피의 흔적인 경우가 가장 복잡하고 어려워요. 워낙 색소가 침착이 된 데다 어른이 돼서도 피곤할 때마다 입술과 눈꺼풀 주위에 반복적으로 아토피 습진이 생기는데, 이때 그 부위가 까매지는 색소 침착이 또 따라오죠. 그래서 아토피가 지속적으로 생기는 사람의 다크 서클은 스테로이드도 써야 되고, 멜라닌을 없애주는 미백 연고도 써야 되고 아주 심한 경우에는 멜라닌 색소를 분해해주는 레이저를 사용하기도 합니다. 게다가 아토피 피부염이 반복되면 이 치료를 반복적으로, 지속적으로 해야 하니까 더 어렵죠.

데니-모건의 주름은 눈가가 처지면서 콜라겐의 탄력이 떨어져 피부가 접혀서 생겨요. 그래서 이런 경우 성형외과에서는 하안검 성형술을 많이 하죠. 지방 제거를 해주고 늘어난 부분을 아이라인에 맞춰 절개한 후 피부를 팽팽하게 당겨서 꿰매는 거예요. 그래서 데니-모건의 주름 때문에 눈가가 검게 보인다면 최선의 해결책은 성형수술입니다. 그때 눈 밑에 굵은 혈관이 지나가서 더 검어 보인다면 혈관을 묶어주는 시술을 동시에 하면 더 좋죠. 물론 피부과에서도 오랫동안 하안검 성형술에 관심을 가지고 경험을 쌓아온 의사들이 있어요. 그러나 일반적으로 칼을 잡는 수술이고, 특히나 눈 주변의 수술이라면 성형외과 전문의 선생님의 도움을 받는 게 좋습니다. 다크 서클에 효과적인 먹는 약은 따로 없습니다.

일상생활을 어렵게 하는 질환

01

알레르기 피부염이 계속되는 이유

"

건강보험심사평가원에 따르면 우리나라 국민들이 알레르기성 접촉 피부염으로 2013년 한 해 동안 쓴 진료비가 약 1,352억 원이었고, 연평균 7%의 증가율을 보이고 있다고 합니다. 이러한 알레르기성 피부염을 제대로 이해하려면 우선 '알레르기'라는 말을 의학적으로 정확히 아는 것이 중요합니다. 먼저, 어떤 화장품을 바르고 피부에 알레르기가 생겼다면 화장품이 잘못됐다는 생각이 드나요, 본인의 피부에 문제가 있다는 생각이 드나요? 사람들은 화장품에 문제가 있는 거라고 생각하지만, 정답은 피부에 문제가 있는 겁니다. 타고난 피부 체질이 예민해서 남들은 똑같은 걸 발라도 이상이 없는데 그 피부만 문제가 생기는 거니까요. 복숭아를 먹고 알레르기가 생기는 사람은 복숭아에 문제가 있는 게 아니라 체질이 유별나게 예민해서 남들 다 먹는 복숭아를 먹고도 문제가 생기는 겁니다. 실제로 복숭아에 알레르기가 있는 경우는 드물어요. 하지만 복숭아는 여름 과일인 데다 털이 워낙 미세해서 여름에 가뜩이나 피부에 땀이 많이 나는데 복숭아를 먹어서 미세한 복숭아 털까지 피부에 박히면 이로 인해 자극성 피부염이 생기는 거죠. 그러나 '자극'과 '알레르기'는 다른 겁니다.

'항원', '항체' 혹은 '항원-항체 반응'이라는 말, 들어 보셨나요? 세균이 우리 몸에 들어와 폐를 공격하면 폐렴이 생기고, 이 세균이 전신으로 퍼지면 패혈증에 걸려서 사망에 이를 수도 있습니다. 이렇게 우리 몸을 공격하고 염증을 유발해 결국 죽음에 이르게 할 수 있는 것이 세균입니다. 그러면 당연히 우리 몸에서 이 세균을 내쫓아야겠죠. 세균을 몰아내기 위해서는 항원-항체 반응이 일어나야 해요. 세균이 항원이 되고, 세균과 전쟁을 치르기 위해서 몸에서 만들어내는 물질이 바로 항체가 됩니다. 이런 과정을 면역 반응이라고 해요.

세균이나 바이러스가 볼 때 우리 몸은 영양이 풍부한 먹을거리예요. 때문에 세균은 우리 몸속으로 침투를 하기 위해 끊임없이 몸을 공격하고 있지요. 그런데도 우리가 건강한 건 세균이나 바이러스, 곰팡이, 화학물질 등의 항원 물질이 들어오더라도 몸 안에서 그에 딱 맞는 맞춤형 항체를 만들어내고, 각각의 유해한 항원만 골라서 잘 잡아가기 때문입니다. 즉 항체가 항원과 싸워서 이기면 우리가 건강하게 살아가는 거고, 항체가 지면 몸이 병들게 되죠. 질병이 생겨서 항생제를 쓰거나 항바이러스제를 썼는데도 해당 바이러스나 세균을 쫓아내지 못하면 우리 몸이 죽는 겁니다. 우리는 평생 이렇게 외부의 유해 항원들과 싸우는 과정을 거쳐 이겨내며 살아가고 있습니다.

이때 알레르기는 몸에 해롭지 않은 것이 들어왔는데도 몸이 면역 반응을 너무 예민하게 해서 그것을 항원이라 인식하고 쫓아내기 위해 악착같이 싸우는 민감한 반응입니다. 그러니까 내 몸의 면역 상태가 특정 물질에 예민할 때 생기는 게 알레르기예요. 예를 들어 '꽃가루'라는 말만 들어도 괜히 피해야 될 것 같고, 코가 간질간질하면서 기침이 나올 것 같죠? 대부분의 보통 사람은 사실 그런 현상이 전혀 없습니다. 꽃가루가 몸속으로 들어왔다가 그냥 나가요. 그런데 아주 특이한 사람은 무해한 꽃가루조차도 항원으로 인식을 해서 잡아먹으려고 몸에서 과격한 면역 반응이 일어납니다. 이런 민감한 반응이 알레르기예요. 다시 정리하면, 정상적인 항원-항체 반응은 몸에 유해한 것이 들어왔을 때 면역 항체가 만들어져서 그걸 내쫓는 거고, 알레르기는 무해한 항원조차 제거하려고 비정상적으로 몸이 예민하게 반응하는 항원-항체 반응입니다. 그런데 나이가 들면서 면역이 순화가 돼요. 원래 예민한 성격이었던 이가 세상을 살다 보니 관용의 폭이 넓어지게 되는 것처럼, 우리 몸도 점차 "우유를 먹어도 괜찮구나. 땅콩이나 계란을 먹어도 별 문제가 없네" 하면서 면역이 둔해지는 거예요. 이렇게 음식물에 대한 알레르기 반응이 슬며시 사라지는 게 보통 한 살 전후지요. 어른이 되어서도 지속되는 경우는 아주 드물고요. 그런 음식물을 끝까지 피하면 계속 예민한 상태로 남아 있는 겁니다.

여성들이 많이 겪는 화장품 알레르기도 그냥 몸에 들어왔다 나가도 되는 일반적인 화장품에 대해서 면역 반응이 생기는 거예요. 대다수의 사람은 화장품이 이물질이기는 하지만 내 몸에 해가 되지 않으니까 별 문제없이 지나가는데 예민한 피부 면역을 가진 사람은 '왜 쓸데없는 게 내 피부에 붙었지?' 하며 그걸 없애려고 면역 반응을 일으킵니다. 그래서 피부에 벌겋게 발진이 생기는 거예요. 이런 사람들이 종종 '내 피부는 원래 알레르기성이야'라는 말을 하는데, 사실 이 말은 틀린 겁니다. 왜냐하면 피부 알레르기 반응은 몇 달 이상 반복적으로 노출된 물질에 대해 면역 반응이 생기는 것이지, 처음 한두 번 접하는 것에 대해서는 항원-항체 반응이 일어나지 않거든요. 그러므로 화장품 알레르기도 오랜 기간 반복 사용하던 화장품에서 생길 수는 있어도, 원래부터 알레르기 피부라는 건 없다는 거예요. 또 요즘 '땅콩 알레르기'가 많이 알려져 있는데, 이 알레르기는 미국인에게 많고 우리나라 사람에게는 드물어요. 우리나라 사람들이 미국인만큼 땅콩을 많이 먹지 않는 것이 이유가 되기도 하죠. 그러나 따지고 보면 동양인은 백인에 비해 피부병의 종류가 월등히 적어서 선천적으로 동양인의 피부가 좋다고들 합니다. 농담 같은 이야기로, 하느님께서 진흙으로 인간을 빚은 다음 불에 너무 많이 구워서 흑인, 덜 구워서 백인, 마지막으로 적당히 잘 구워서 황인종이 탄생됐다는 말이 있던데, 피부과 전문의 입장에서 보면 황인종의 피부가 가장 문제가 적은 피부라는 데에는 동의를 하죠.

알레르기를 일으키는 물질 중에는 금속도 있어요. 금속 중에서 가장 흔한 게 니켈과 크롬인데, 여러 생활 제품의 도금에 많이 쓰이죠. 금속 알레르기 중에 가장 흔하게 볼 수 있는 것이 니켈이나 크롬으로 도금을 한 청바지 버클이 배에 닿아서 습진이 생기는 거예요. 그렇다고 이 금속들이 몸에 해로울까요? 이런 금속 물질이 과량으로 들어간 음식을 먹으면 중금속 중독이 되겠지만 피부에 닿는 것만으로 몸에 들어와서 얼마나 병을 일으킬까요? 크게 해롭지 않으니까 도금용으로 사용되는 거고 또 보통 사람의 피부에는 문제를 일으키지 않습니다. 피부의 성격이 지나치게 예민한 경우에 금속 알레르기가 생기지요. 최근 귀에 니켈 알레르기가 생긴다는 학계 보고가 늘고 있는데 그 이유가 바로 귀걸이나 휴대폰 때문이기도 해요. 자외선 차단제에 들어 있는 화학 성분이 피부에 맞지 않는 사람도 있어요. 자외선 차단제는 자외선을 흡수하는 '파바 에스테르(PABA ester)'라는 물질이 주성분인데, 이 물질에 대해 민감한 사람이 드물게 있어요. 이런 사람은 자외선 차단제보다 모자나 양산, 선글라스 등 다른 물리적 방법으로 햇빛을 가리거나, 굳이 자외선 차단제를 선택할 경우에는 순수한 '자외선 반사제'로만 만들어진 자외선 차단제를 써야 합니다.

각 물질마다 항원성의 세기가 다양해서 '항원성이 높다', '항원성이 낮다'는 표현을 하기도 하죠. 예를 들어 '옻 옮는다'는 말이 있죠? 옻은 알레르기 유발성이 굉장히 강해서 대다수의 사람이 옻나무에 닿으면 옻이 옮아요. 옻은 강력한 항원물질입니다. 반면 쌀은 항원성이 낮아서 밥을 먹고 알레르기가 생기는 사람은 거의 없습니다. 땅콩은 항원성이 어느 정도 있어서 많은 사람들이 알레르기를 겪죠.

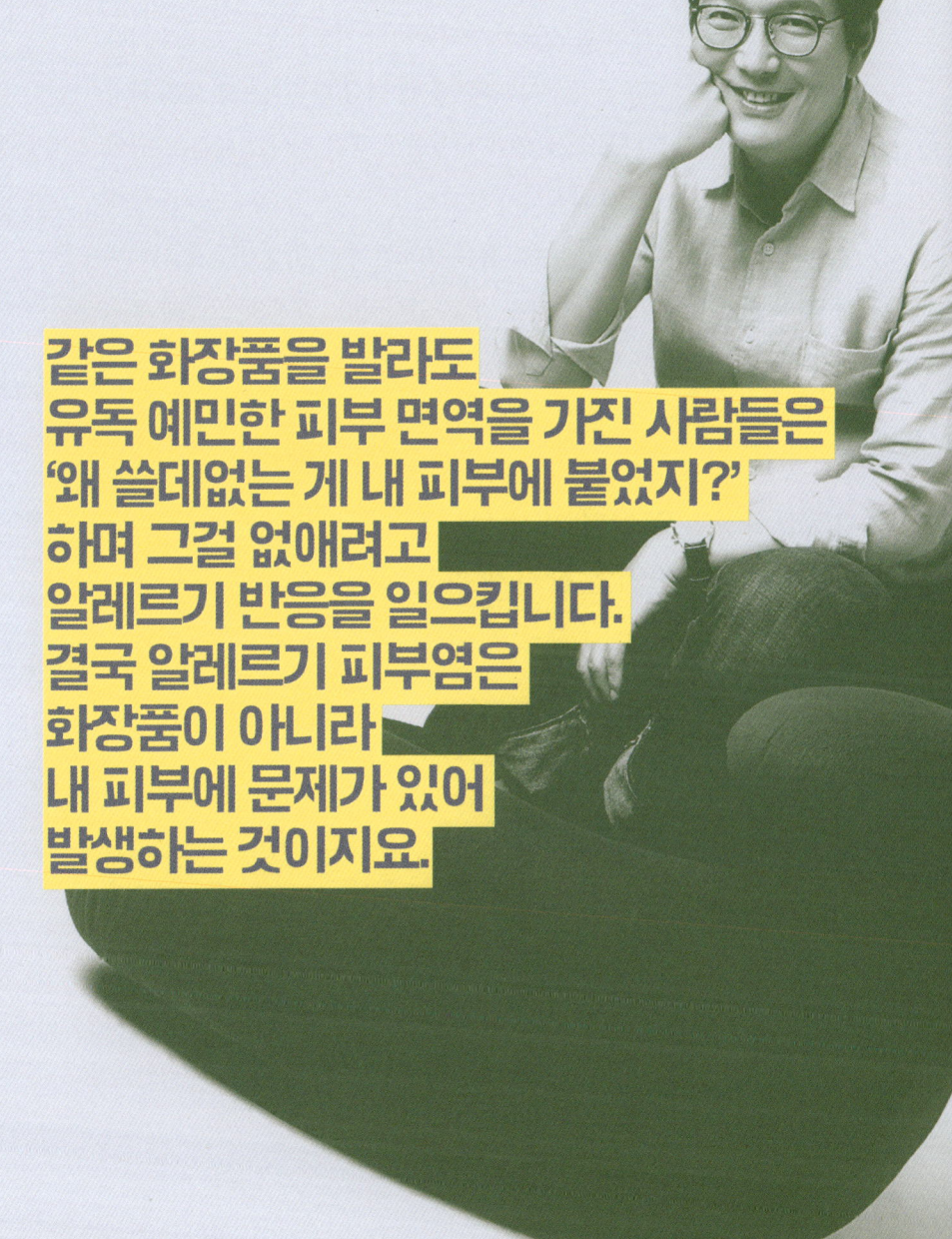

같은 화장품을 발라도
유독 예민한 피부 면역을 가진 사람들은
'왜 쓸데없는 게 내 피부에 붙었지?'
하며 그걸 없애려고
알레르기 반응을 일으킵니다.
결국 알레르기 피부염은
화장품이 아니라
내 피부에 문제가 있어
발생하는 것이지요.

알레르기 치료에 쓰는 약은 어떤 경우든 스테로이드제와 항히스타민 제제입니다. 이를 사용하면 쉽게 치료가 되지요. 알레르기의 원인에 따라서 진단명이 달라지고 피해야 할 것들이 달라지지만 치료 방법은 매한가지라는 거예요. 알레르기 반응은 같은 물질을 몇 달 이상 반복적으로 쓰는 과정 중에 면역 반응이 일어나고 그로 인해 피부염이 생긴 것이기 때문에, 원인을 정확하게 찾으려면 흔히 발생되는 알레르기 항원 물질 60~70개를 등에 붙여보는 거예요. 그런 다음 24시간 혹은 48시간 후에 피부 반응을 확인해서 원인 물질을 찾아냅니다. 이것을 '첩포 검사'라고 하지요. 그런데 음식을 예로 들면 식사할 때 밥만 먹는 사람이 있나요? 반찬으로 콩나물 무침을 하나 먹는다고 해도 주재료로 쓰인 콩나물 외에 마늘부터 고춧가루, 참기름과 소금까지, 양념은 또 얼마나 들어가죠? 화장품 알레르기도 마찬가지입니다. 화장품은 여러 가지 성분을 섞어서 만드는 제품이라 알레르기의 원인을 찾기가 굉장히 어려워요. 그리고 원인을 찾는다고 해도 그것을 완전히 피하는 것도 힘들고요.

체내의 면역 반응은 1번형부터 4번형까지 4가지로 구분합니다. 항원이 들어가자마자 즉각적으로 면역 반응이 일어나는 1번형부터 오랫동안 반복 접촉을 통해서 생기는 알레르기 반응인 4번형까지예요. 보통 피부과에서는 1, 4번형이 많고, 2, 3번형은 내과적인 질환이 많지요. 1번형은 입으로 먹자마자, 코로 숨 쉬자마자, 피부에 접촉하자마자 빠르게 반응이 생깁니다. 두드러기는 1번형 알레르기의 일종인데, 알레르기를 유발하는 항원이 혈액 속에서 면역 반응을 일으켜 피부가 붓는 팽진이 생기면 이를 우리는 두드러기라고 하죠. 두드러기의 특징상 가려워서 병원에 찾아오면 주 병변인 팽진이 거의 사라진 상태예요. 즉, 팽진 증상은 2~3시간 사이에 대체로 다 없어집니다. 반응이 빨리 오는 건 사라지는 것도 빨리 사라지거든요. 그래서 요즘 센스 있는 환자들은 두드러기가 났을 때 바로 스마트폰으로 사진을 찍어서 가지고 옵니다. 이렇게 두드러기가 생기면 반응이 심한 초기에 약 일주일간만 짧게 스테로이드를 쓰고 두드러기가 완전히 가라앉을 때까지 항히스타민제를 장기간 복용하는 방법밖에 없어요. 9주일 이상 반복되는 만성두드러기가 생긴 경우라면 항히스타민제를 오래 복용해서 두드러기 반응을 눌러주어야 합니다. 어느 순간 두드러기 반응이 사라지면 그때 약을 끊을 수 있게 되는 거죠.

지나치게 예민한 면역 체계를 교육시키려면 적당량의 항원 물질(꽃가루나 음식)을 체내로 받아들여야 해요. 반복적으로 항원을 받아들이다 보면 면역이 둔해지는 거죠. 이런 치료법을 '탈감작요법'이라고 합니다. 예를 들어 꽃가루 알레르기가 있는 경우라면 산에 자주 가는 식인 건데, 산에 가면 공기가 맑아서 알레르기가 좋아지는 게 아니라 꽃가루를 계속 들이마셔서 탈감작이 되는 거예요. 이걸 간단하게 설명하기가 쉽지 않으니까 의사들이 "산에 가서 맑은 공기라도 마셔보세요"라고 말하는 겁니다. 단, 드물게는 천식 발작이 오는 사람도 있으니까 주의할 필요가 있습니다.

피부 접촉에 의한 알레르기 반응으로 질환이 생기면 접촉성 알레르기 습진이 됩니다. 접촉성 알레르기 습진에 처방하는 약도 스테로이드와 항히스타민제 두 가지예요. 스테로이드는 바르는 약과 먹는 약이 있고 항히스타민제는 먹는 약만 있지요. 스테로이드는 단기간에 쓰면 부작용도 없고 가장 효과적인 약이지만 오랜 기간 반복 사용하게 되면 여러 가지 부작용을 유발할 수 있습니다. 그러나 불이 났을 때 가장 빠르고 안전하게 진압하는 방법은 물을 가져다 직접 붓는 거예요. 시간이 지나 물이 다 마르면 재만 좀 치우면 되죠. 이와 마찬가지로 습진이 생겼을 때 가장 좋은 방법은 스테로이드를 초기 단계에 적정 기간 동안 확실하게 쓰는 겁니다. 그러면 복용하는 스테로이드의 총량이 많지 않아서 부작용이 거의 생기지 않습니다. 일단 그렇게 불을 끄고 난 다음엔 오래 먹어도 부작용이 없는 항히스타민제로 예방을 해 주면 되는 거예요. 그런데 습진이 반복된 사람들은 자기가 반쯤 의사가 다 돼서 스스로 알아서 판단을 내려요. "스테로이드는 해로워. 내가 신문에서 봤어" 하면서 무조건 스테로이드를 기피합니다. 불길이 확 올라오는데 "물 뿌리면 물 때문에 주변이 젖어서 지저분해져. 그냥 어떻게든 꺼 보자" 하면서 담요로 덮어도 보고 모래도 뿌리면서 별 난리를 다 치는 것과 같아요. 그러는 사이 불은 걷잡을 수 없이 커집니다.

알레르기성 피부를 가지고 있어서 습진이나 아토피가 반복되는 사람은 단골로 피부과 주치의 선생님을 아예 정해 놓는 것이 좋아요. 어떤 약을 어느 정도나 복용했는지 정확히 체크할 수 있고, 증상이 심하면 짧은 기간에 고용량의 약을 쓰고 증상이 어지간하면 바르는 약만 쓰면서 적절하게 조절이 가능해지는 거죠. 스테로이드 제제는 지지부진하게 오래 쓰는 게 제일 나빠요. 불이 치솟아 오르는데 물을 한 컵씩 가져다 부으면 불이 꺼질까요? 부작용이 왜 생기는지는 모르고 스테로이드가 나쁘다고만 생각하고 무조건 피하려고 하는 선입견이 문제를 키울 수 있어요. 결론을 말씀 드리면 스테로이드는 칼과 같은 겁니다. 횟집 주방장은 칼을 사용해 맛있는 회 요리를 만듭니다. 그러나 같은 칼을 조폭이 휘두르면 사람 목숨이 위험하죠. 스테로이드도 칼과 같아서 피부과 의사가 환자의 상태에 맞게 적절하게 쓰면 횟집 주방장이 쓰는 칼처럼 유용해지는 거고, 일반인들이 자기 마음대로 휘두르면 조폭이 휘두르는 칼처럼 위험해지는 거예요.

알레르기 치료를 하다 보면 사람들이 '완치'라는 표현을 자꾸 쓰는데, 그 말이 합리적인지 예를 들어 생각해보죠. 자, 어디에 부딪혀서 팔이 부러졌어요. 캐스팅을 하고 6개월 뒤에 뼈가 다 나았습니다. 그런데 또다시 계단에서 굴러 그 부위가 또 부러지면요? 이전 치료가 완치가 된 건가요, 안 된 건가요? 알레르기도 매한가지예요. 알레르기가 생겨서 약을 바른 후에 해결이 됐어요, 그런데 또 생기면? 사람들은 자꾸 그걸 가지고 재발했다고 하는데, 아니에요. 본인이 병을 또 만들어서 온 거죠. 모든 병은 다 똑같아요. 담배를 많이 피워서 폐가 나빠졌다가 의사한테 잔소리를 실컷 들은 후 약을 먹고 담배를 끊었더니 폐가 좋아졌어요. 그렇다고 담배를 또 피우면 어떻게 될까요? 어떤 질환이든지 돈 들고 병원에 가면 다 고칠 수 있을 거라는 생각은 하지 말라는 거예요. 또 돈을 많이 쓰면 예방할 수 있을 거라는 생각도 하지 말라는 거죠. 질병을 치료하는 데에는 의사의 도움이 필요하지만 예방은 정확한 정보를 바탕으로 본인의 노력이 있으면 가능합니다. 꼭 기억하세요. 사실 우리나라 사람들에게는 알레르기성 피부 질환보다 자극성 피부 질환이 훨씬 더 많습니다. 때를 밀어서 생기는 병이 더 많다는 건데, 그릇된 목욕 습관들이 피부를 망가트려서 생기는 자극성 피부염이 알레르기 피부염보다 백 배쯤 더 많아요.

그리고 한 가지 더! 몸속에서 세균이나 바이러스를 제거하는 항체가 잘 만들어지려면 체온이 높아져야 하죠. 감기에 걸리면 열이 나는 이유가 바로 우리 몸이 바이러스와 전쟁을 치르기 위한 항체를 더 잘 만들기 위해서예요. 그런데 그 열이 나는 순간을 못 참아서 해열제를 먹으면, 체온이 떨어져서 당장은 몸이 견디기 편하지만 감기 증상은 결국 길어집니다. 그러니까 웬만큼 건강한 사람은 열이 나면 하루 이틀 견디며 싸워서 이기는 게 낫습니다.

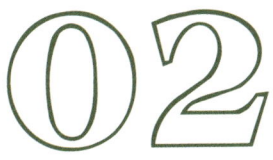

아토피에 필요한 건 잠과 휴식

"

아토피 피부염 역시 유전적으로 면역 반응이 지나치게 예민해서 생기는 질환입니다. 체내 면역 반응 중 1번형 알레르기 반응 때문에 생기는 병이죠. 오랜 세월에 걸쳐 재발되고, 굉장히 가렵다는 특성을 가지고 있습니다. 때문에 아토피는 아주 적극적으로 치료를 해줘야 하는데, 엄마들은 아토피가 있는 아이에게 약 먹이는 걸 무슨 독약을 먹이는 것처럼 생각해요. 약을 준다고 하면 '독하지 않아요? 그래서 아이 키 크는 데 문제가 있지 않아요?' 하며 걱정이 참 많아요. 그런 부작용이 있는 약은 하나도 없습니다. 아토피가 생기면 애가 긁기 전에 빨리 약을 먹이고 발라서 일른 치료를 해줘야 돼요. 긁기 시작하면 피부가 두꺼워지고, 아토피가 가라앉아도 두꺼워진 피부 때문에 가려움증은 계속됩니다. 아토피가 생기자마자 조기에 빨리 진압을 해놓은 다음에 그 원인을 잘 찾아서 피할 수 있는 건 피하도록 하는 게 최선이죠.

아토피 피부염은 확실히 유전이 되는 병입니다. 그렇다고 아토피가 늘 있지는 않아요. 중간고사 보느라고 며칠 밤을 새우면 심해지고 시험이 끝나면 또 좋아집니다. 아토피를 유발하는 여러 가지 물질들이 있는데, 대표적인 것이 집진드기나 꽃가루예요. 그러나 이 자체가 유해한 물질은 아닙니다. 우리 주변에 늘 있는 거고 대부분의 사람들은 별다른 반응을 하지 않고 그냥 지나쳐 가죠. 그런데도 대부분의 사람들은 아토피 피부염이 오염된 도시 환경이나 인공적인 식품첨가물이 들어 있는 먹거리 때문에 생긴다고들 생각하죠. 정말 그럴까요? 전 세계에서 인구 대비 아토피 발병률이 가장 높은 나라가 뉴질랜드와 스웨덴인데, 이들 나라가 정말 환경이 나쁘고 먹거리가 오염된 나라들인가요? 이 두 나라는 공통적으로 과거에 이민자를 잘 받지 않고 고정된 인구 구성을 가진 나라예요. 다양한 인종들과 섞여서 아토피 유전인자가 희석이 돼야 하는데 고립된 채 아토피가 있는 사람들끼리 자꾸 아이를 낳으니까 유전자가 농축이 돼서 아토피가 많아진 거예요. 자주 언급되는 아토피의 원인 중 하나가 자동차 배기가스와 미세 먼지죠? 공기의 영향이 그렇게 크다면 뉴질랜드나 스웨덴이 우리보다 아토피 유병률이 훨씬 낮아야 할걸요. 물론 대기 오염이 아토피의 증상을 악화시킬 순 있지만, 우리의 생각처럼 큰 영향을 주는 게 아니라는 건 확실합니다. 일부 환경보호론자들이 아토피라는 흔한 병을 이용해서 자기들의 일방적인 논리를 만들어나가는 거고, 그 이야기를 들은 사람들은 그렇다고 오해를 하고 사는 거예요. 제가 기분이 나쁜 건, 정확하지도 않은 의학 정보를 퍼뜨려서 왜 대중들의 마음을 아프게 하냐는 겁니다.

그래서 아토피 피부염이 있는 아이의 부모들에게 부탁하고 싶은 것이, 값비싼 유기농 음식을 먹이지 않아서 아이가 아토피에 걸렸다는 비과학적인 생각은 하지 말라는 거예요. 본인들이 경제적으로 좀 더 여력이 돼서 유기농 제품을 선택해서 먹는 것은 상관이 없지만, 그걸 먹이지 않아서 아이가 아토피에 걸렸다는 오해로 마음 아파하지 말라는 거죠. '유기농'과 '아토피'는 전혀 연관 관계가 없으니까요. 그런 식으로 사회적으로, 경제적으로 약자인 사람들에게 질병을 갖다 붙여서 마음 상하게 하는 악질적인 이데올로기 장사는 하지 말자는 겁니다. 아토피는 체질적인 요인으로 발생하는 질환이라서 재산의 정도에 관계없이 나타날 수 있고, 방부제가 없다고 하는 유기농 과자를 먹든, 방부제가 들어 있는 저렴한 과자를 사 먹든, 아이의 아토피에는 별 영향을 주지 않는다는 겁니다.

한 방송에서 아토피 피부염이 있는 아이들을 제주도에 데려다가 하루 종일 즐겁게 놀리면서 피부 상태가 얼마나 좋아지는지 관찰하는 모습을 버젓이 내보내던데, 엄밀히 말해 아이들이 제주도에 내려가서 그 맑은 공기 덕분에 아토피가 좋아진 거라고민 말할 수 있습니까? 학원에 안 가도 되고, 공부 하라는 잔소리에서 벗어나서 그런 건 아니고요? 그리고, 우리 땅에서 공기 좋은 곳이 비단 제주도만 있나요? 낙도는 더 좋습니다. 굳이 섬이 아니래도 우리 산천에 공기 좋은 곳은 얼마든지 있습니다.

물론 아토피 피부염의 악화 요인 중 환경적인 요인이 아주 없다는 건 아닙니다. 그러나 그 환경적 요인 중에 가장 큰 것은 바로 '학원'이에요. 한 마디로 면역 체계를 가장 예민하게 하는 것이 스트레스라는 거예요. 아이가 아토피가 심하면 학원에서 일찍 돌아와 매일 밤 10시에는 잠이 들고, '시험 좀 못 보면 어때'라는 마음으로 편하게 생활하면 됩니다. 잠은 충분히 못 자면서, 제때에 식사도 못하고 운동은 안 하면서, 가만히 앉아서 공부만 하거나 돈만 벌고 있으니 면역력이 나빠지는 거예요. **아토피가 있는 체질 자체는 바꾸지 못하겠지만 건강 관리만 잘해도 아토피가 발현되지 않게는 할 수 있다는 거죠.**

아토피 예방의 시작과 끝은 일찍 자고 일찍 일어나고 하루에 한 시간씩 꾸준히 운동하고 밥을 제때 골고루 잘 챙겨 먹는 거예요. 이 책의 2장에서 말한 '각.질.제.거'처럼 같이 붙어 다니면 안 되는 말 중의 하나가 '체.질.개.선.' 이에요. 체질이 개선이 될까요? 체질은 타고날 때부터 정해져 있는 것이라 개선이 안 될뿐더러, 대대손손 내려갈 거예요. 또, '개선'이라고 하면 '잘못된 것이나 부족한 것, 나쁜 것 따위를 고쳐 더 좋게 만든다'는 것인데, 생명의 타고난 성질이 뭐가 좋고, 뭐가 나쁘다고 어떻게 이야기할 수가 있을까요? 체질에 맞는 관리법이나 체질에 맞는 삶이 있는 것이지 개선이라는 표현은 틀린 거예요. '우리 기업의 체질을 개선하자'는 기업도 있는데, 기업체는 생명체와 달라서 체질을 완전히 바꿀 수 있지요. 설탕과 옷감을 만들던 삼성그룹이 반도체와 휴대폰을 만드는 전자업종으로 체질을 개선한 것처럼요. 그러나 사람은 아닙니다. 타고난 체질에 맞게 살아가는 수밖에 없습니다. 아토피가 바로 그런 것입니다.

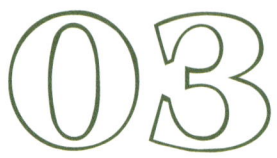

03
수줍음 많은 안면홍조

"

얼굴이 늘 벌개져 있거나 가벼운 기온 변화에도 얼굴이 쉬이 벌개져서 일상생활에 지장이 생길 정도가 되면 피부과에서는 이를 안면홍조라고 진단합니다. 그러나 사춘기 이후의 여성에게 양쪽 볼이 붉어지는 현상은 정상이에요. 옛날에는 오랜만에 보는 어른들이 사춘기 여자아이들을 보면서 "볼이 이렇게 빨간 걸 보면 시집가도 되겠구나" 하고 이야기했었어요. 여성 호르몬이 분비되면 월경을 시작하고 그 월경을 유발하는 호르몬이 양쪽 볼의 혈관을 확장시켜서 얼굴이 불그스레하게 보이게 만들거든요. 그걸 옛날 노인분들께서 보시고 "이제 시집가도 되겠네"라고 농담처럼 이야기를 했던 겁니다. 한마디로 '이제 다 컸다'는 말이죠. 뜨거운 데 들어가거나 운동을 하고 나면 볼이 발개지는 것도 정상적인 반응입니다. 온도 변화에 따라서 혈관의 굵기에 약간의 변화가 있는 건 당연한 거예요. 그런데 안면홍조는 미세한 온도 차이나 감정의 변화에 따라서 혈관의 변화가 지나치게 커지는 거라 정상적인 반응과는 거리가 있죠.

안면홍조를 완벽하게 정상으로 되돌릴 치료법은 없습니다. 레이저를 써서 혈관벽을 단단하게 해, 확장된 혈관을 수축시켜 놓더라도 4~6주 정도가 지나면 서서히 원래대로 돌아와요. 또한 안면홍조가 있는 분들은 찬물로 샤워를 하거나 찬물에서 수영을 하면 좋아진다고 알고 있는데, 사실 효과는 없습니다. 또 홍조에 좋은 운동이라는 것도 있을 수가 없습니다. 운동을 하면 혈관은 무조건 늘어나게 돼 있으니까요. 안면홍조는 체질적으로 온도 변화에 더 민감하다고 받아들이는 게 오히려 마음이 편할 수 있습니다.

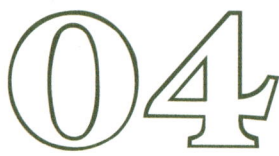

지루성 피부염의
진짜 모습

"

지성피부를 가진 이들은 몸이 스트레스를 느끼면 그 피부 반응이 습진의 형태로 흔히 나타납니다. 그중에서도 얼굴이 새빨개지고 각질이 심하게 일어나면 이를 지루성 피부염이라고 진단하죠. 지루성 피부염은 여자의 경우 생리 전에 심해지고, 남자들은 상갓집에서 밤을 새우고 왔다든지 밤새 술을 마셨다든지 하면 얼굴에 확 생깁니다. 아이에게 가장 흔한 피부 질환이 아토피 피부염이라면 어른에게 가장 흔한 피부병이 지루성 피부염이에요. 지루성 피부염은 의사의 도움을 받아서 일주일 정도 약만 바르면 금방 좋아지는데, 그래도 성질이 급한 사람들은 와서 주사를 놔 달라, 먹는 약을 달라고 하죠. 피부가 갈라지고 당겨서 생활하는 데에 불편하기는 하지만 약 바르고 기다리면 잘 낫는 것을 괜히 도끼 들고 닭을 잡겠다고 설치는 꼴입니다. 지루성 피부염을 자주 겪는 남성들에게는 면도 후 애프터 셰이브 로션을 꼭 바르라고 권합니다. 애프터 셰이브 로션에는 알코올이 10~30% 정도 들어 있어서 지성피부에 효과적이니까 어떤 제품이든 향이 마음에 드는 제품을 골라 쓰면 됩니다.

한편 지루성 피부염 환자들의 경우 피부에 각질이 일어나고 세안 후 피부가 지나치게 당기니까 자신이 악건성 피부라고 알고 있는 경우가 많습니다. 각질이 많고 피부가 당기는 느낌이 들면 지성피부입니다. 의학적으로 '악건성'이라는 말은 없어요. 상업적으로 만들어진 잘못된 명칭입니다. 지루성 피부염은 '지성피부를 가진 사람이 스트레스를 받으면 생기는 질환', 이것이 가장 정확한 설명입니다.

지루성 피부염은 '기름 지(脂), 눈물 루(淚)'라는 한자 단어에서 알 수 있듯이 기름이 눈물처럼 줄줄 나와서 생기는 피부염으로, 여드름과 형제 관계라고 보면 됩니다. 너무나 흔히 보는 질환이지만 얼굴이 좀 가렵다가 끝나는, 심각한 질환까지는 아니라 연구된 내용도 많지 않습니다. 현상으로만 보면 피지가 많은 사람에게 잘 생기기 때문에 피지가 원인일 거라는 의견도 있고, 면역과 관련이 깊다는 보고도 있습니다. 또한 후천성 면역 결핍 증후군인 에이즈 환자에게 가장 많이, 가장 먼저 나타나는 증상이 바로 이 지루성 피부염이라서 멀쩡한 사람이 이유 없이 지루성 피부염이 생기고 잘 낫지도 않은 채 끊임없이 반복되면 미국에서는 에이즈 검사를 시행합니다.

아이에게 가장 흔한 피부 질환이
아토피 피부염라면
어른에게 가장 흔한 피부병이
바로 지루성 피부염이에요.
지루성 피부염은 의사의 도움을 받아서
일주일 정도 약만 바르면
금방 좋아지는데,
그래도 성질 급한 사람들은
와서 주사를 놔 달라,
먹는 약을 달라고 하죠.

우리나라는 에이즈가 흔한 나라는 아니니까 대부분 스트레스 때문에 지루성 피부염이 생겨요. 심한 스트레스가 전신 면역력을 떨어뜨리고 그래서 지루성 피부염이 발생한다고 추정할 수 있죠. 지성피부를 가진 사람이 밤을 새우거나 스트레스를 많이 받으면 얼굴이 푸석푸석해지고 꾀죄죄해지는 증상이 바로 지루성 피부염 때문입니다. 과학적으로 설명하면, 우선 스트레스를 받으면 스트레스 호르몬이 분비가 되고 그것이 피지 분비를 촉진해서 지루성 피부염이 생길 수 있습니다. 또 스트레스로 인한 면역력의 변화 자체가 피부를 공격해서 피지가 많이 나오고 피부염도 생기는 일이 동시에 일어날 수도 있습니다. 어느 쪽이든 결과는 똑같아요. 피지는 시간이 지나면 유기산으로 변해 우리 피부를 공격해서 또 피부병을 일으킬 수도 있지요.

우리나라에 지루성 피부염 환자가 많다는 사실은 그만큼 우리가 고(高)스트레스 사회에 산다는 것을 보여줍니다. 그러니 1년에 대여섯 번 생기는 지루성 피부염을 낫게 하려고 약을 먹을 필요는 없습니다. 대신 스트레스 관리를 하면 됩니다. 먼저 욕심을 줄이고, 목표를 낮추어야죠. 지루성 피부염으로 병원에 자주 오는 제 또래의 남자분들에게 말해요. "세상에 남자는 두 종류밖에 없습니다. 벌어놓고 죽는 남자, 벌다가 죽는 남자! 자기가 돈 벌어서 자신을 위해 돈 쓰다 죽는 남자는 하나도 없습니다. 우리가 이렇게 살아야 할까요?" 그러면 고개를 푹 숙이고 잠시 생각을 하는 것 같아요. "일을 줄이시든지, 돈을 줄이시든지, 욕심을 줄이십시오. 이러다 죽습니다." 그러면 그분들이 화들짝 놀라서 그러죠. "아, 갑자기 왜 죽는 얘기를 하고 그러십니까?" "면역이 떨어졌는데 안 죽습니까? 10년 동안 죽어라 일했는데 암세포가 안 생기겠습니까? 이러다 10년 뒤에 죽습니다." 피부과에 와서 죽는다는 이야기를 듣고 황당하겠죠. 그런데 그동안 정말 일만 열심히 한 사람들은 무슨 말인지 알아듣는다는 거예요.

자, 여기 싱싱한 생선과 썩어가는 생선이 한 마리씩 있다고 합시다. 각각을 그대로 하얀 보자기로 싸면 어느 쪽 보자기가 깨끗할까요? 생선의 상태가 자신의 건강, 보자기가 자신의 피부라고 보면 됩니다. 한마디로 지루성 피부염은 썩은 생선을 싼 보자기에서 생기는 현상과 똑같은 겁니다. 속이 건강하지 않으니까 겉으로 드러나는 거예요. 문제는 그 다음입니다. 썩은 생선을 싼 보자기를 깨끗하게 해 달라고 피부과 의사를 찾아오면 의사는 약을 처방해서 깨끗하게 해줍니다. 그런데 집으로 돌아가서 깨끗해진 보자기로 또다시 썩은 생선을 싸는 것을 반복하는 거예요. 그래서 보자기가 다시 더러워지면 또 세탁해달라고 찾아오죠. 보자기를 자주 세탁해서 보자기가 해지는 것, 그것이 바로 약의 부작용이에요. 환자는 계속해서 썩은 생선을 싸면서 보자기만 깨끗하게 해달라고 합니다. 어느 세탁소 직원이 보자기를 조금도 손상시키지 않고 깨끗하게 세탁만 할 수 있을까요? 부작용이 없는 치료를 해달라면 방법이 없습니다. 옷을 오래 입으려면 일단 깨끗하게 입고 자주 세탁하지 말라고 하잖아요. 피부도 뭐가 다를까요?

생선 썩은 것이 지루성 피부염의 근본 원인임을 알았으면, 일단 보자기부터 빨고, 그 다음엔 생선을 싱싱하게 만들면 되겠죠? 생선을 싱싱하게 만드는 법! 간단합니다. 제때 먹고, 제때 자고, 하루 한 시간 운동만 하면 됩니다. 이걸 실천하지 않으면서 건강 검진만 열심히 받으면 뭐합니까? 공부는 안 하면서 불안한 마음으로 모의시험만 자주 보는 거랑 똑같죠. 담배를 안 끊으면서 엑스레이를 왜 찍어요? 당연히 폐의 상태가 안 좋겠죠. 차라리 '담배를 끊고 폐가 얼마나 좋아졌는지 검사해봐야지' 하는 것이 합리적인 사람의 생각이죠. 건강에 해로운 것은 무조건 피하면 됩니다. 무언가를 적극적으로 하기보다 안 하는 게 쉽잖아요. 술과 담배를 끊고, 누워만 있지 말고, 식사는 절제하는 등. 건강하게 사는 게 중요하다고 생각하면 음식은 살짝 부족한 듯 먹는 것이 좋습니다. 그런데 우리는 여전히 어려웠던 시절의 인습에서 못 벗어나 아직도 음식을 먹고 남을 정도로 차리죠. 제 어머니께서는 아직도 음식을 한꺼번에 많이 하시고, 먹고 남은 음식은 꼭 냉장고에 넣어두십니다. 한번 냉장고에 들어갔던 음식은 다시 먹고 싶지 않잖아요? 그날 그날 새로 만든 요리가 가장 맛있죠. 음식은 부족한 듯 준비해서 남김없이 먹자고요.

05

마음에 낀 좁쌀 비립종과 한관종

"

어느 날 얼굴에 좁쌀처럼 뭔가 만져지는 게 있다면 생각해봐야 할 게 몇 가지가 있습니다. 10대는 좁쌀 여드름, 20~30대는 비립종을 생각해보는 것이 먼저이고, 40대쯤 되면 한관종을 의심해볼 수 있어요. 50대에는 피지선 비대증이라고 해서 피지선이 커지는 것도 있습니다. 이렇게 얼굴에 무언가 나면 발생 연령으로 구별하는 게 오류가 적습니다.

비립종은 선천적 혹은 후천적으로 생길 수 있습니다. 어린 동생이나 조카들의 얼굴에 날 때부터 동그랗게 박혀 있는 좁쌀이나 쌀눈 모양을 선천성 비립종이라고 합니다. 이는 자라면서 자국을 남기지 않고 자연스럽게 떨어져 나가서 대개는 잘 모르고 살죠. 나이가 들며 생기는 후천적 비립종은 자외선에 많이 노출되면 생기고, 성형수술을 한 실밥 자국에서도 잘 생깁니다. 또 상처가 나거나 긁힌 부위, 필링을 너무 심하게 해서 피부의 표피층이 날아가버려도 생길 수 있어요. 생리통이 심해서 진통제를 오랜 기간 많이 먹어도 후천적 비립종이 생길 확률은 높아집니다.

다른 얘기를 좀 하자면 전 산부인과 의사는 아니지만 생리통을 자주 겪는 여성분들께 말씀 드릴게요. 생리통은 누구나 겪는다고 그냥 넘어갈 게 아니라 반드시 산부인과에 가서 적극적으로 그 원인을 찾아보아야 합니다. **약을 먹지 않고는 못 견딜 정도의 생리통이라는 건 절대 없어요. 견디기 힘든 생리통은 다른 부인과적인 원인이 내재돼 있는 경우가 많아서 산부인과를 반드시 가봐야 합니다.** 우리나라는 결혼 전 여성이 산부인과에 가는 것이나, 마음에 문제가 있어 정신과에 찾는 것에 대해 거부감이 심한데 그러면 안 돼요. 산부인과를 '부인과'나 '여성과'라고 생각하면 미혼 여성들이 산부인과에 못 갈 이유가 없죠. 마찬가지로 마음이 울적하고 정신적으로 힘든 일이 생기면 점을 보러 갈 게 아니라 정신과 전문의를 찾아가야 합니다. 그래야 병을 제대로 고칠 수 있어요.

비립종과 한관종은 피부과 전문의가 보면 육안으로도 확연히 차이가 나는데, 비립종은 피부 표면에 작은 주머니 같은 것이 동그랗게, 볼록하게 올라와 있고 색깔도 연한 노란색 또는 아이보리색이라서 주변의 피부와 확실히 경계가 지어집니다. 반면 한관종은 쌀알 정도의 크기로 색깔도 자기 피부색이고, 비립종처럼 동그랗지 않고 약간 평평하면서도 넓적하게 올라오죠. 둘 다 아래 눈꺼풀(하안검) 쪽에 잘 생기니까 발생 부위가 비슷해서 혼돈하는 경우가 왕왕 있는데, 비립종은 점점 피부 표면으로 올라와서 자연스럽게 떨어져 나가거나 피부를 긁는 과정 중에 떨어지기도 해서 둔한 사람은 생겼다 없어지는 것을 모를 수도 있어요. 피부 표면으로 아주 가깝게 올라온 것은 소독이 잘 된 바늘로 건드리면 튀어나오는데, 피부 깊숙이 있는 것을 바늘로 후벼 파다가는 흉만 만들 수 있으니 레이저로 정확히 구멍을 뚫어서 쏙 빼내는 것이 깨끗합니다.

한관종은 땀샘에 생긴 양성종양으로, 눈 주변에 잘 생기는데 저절로는 안 없어지고 오히려 점점 자라서 나중에는 이웃한 병변과 합쳐져서 큰 병변이 됩니다. 이런 경우에는 치료하기가 굉장히 어려워지기 때문에 작은 크기일 때 무조건 빨리 치료해야 한관종을 없앨 수 있고 흉도 덜 남게 됩니다. 무심코 5년, 10년이 지나 40대쯤 병원을 찾아오면 수술이 굉장히 까다롭고 흉이 많이 남게 되죠. 비립종은 그냥 둬도, 언제 없애도 상관없지만 한관종은 진단과 동시에 무조건 빨리 레이저로 수술하는 게 이익입니다.

남들에게
말 못할
나만의
피부 고민

01

튼살을 받아들이는 마음의 자세

"

'튼살'이라는 이름만 들으면 꼭 팝콘 튀겨질 때 옥수수 알갱이가 벌어지는 것처럼 지나치게 찐 살이 터지는 걸로 오해하기 쉬운데, 날씬한 여자들도 튼살이 생기는 경우가 있습니다. 즉, **체중 변화와 튼살은 직접적인 연관 관계가 없다고 보면 됩니다.** 인터넷에 보면 튼살에 대한 잘못된 정보들이 너무 많아서 일일이 열거할 수조차 없어요. 그중에 하나가 '갑작스럽게 살이 찌면 튼살이 생긴다'는 겁니다. 자, 어느 날 아침에 밥과 김치를 먹고 나가다가 미끄러져서 다리를 다치면, 내가 밥과 김치를 먹은 게 미끄러진 거랑 연관이 있는 건가요? 없죠! 그럼 '한국 사람들은 밥과 김치를 먹어서 잘 미끄러지더라', 이건 가능한 추론인가요? 아니죠! 체중 변화와 튼살을 연결시키는 게 딱 이 정도 수준입니다.

우리 몸은 스트레스를 받으면 그 스트레스를 극복하고 견디게 해주는 호르몬을 자체적으로 분비하는데 그게 바로 스테로이드 호르몬입니다. 스테로이드라는 게 합성된 약 성분이 아니고 원래 사람의 몸에서 자연적으로 분비되는 호르몬이에요. 예를 들어 엄청나게 화가 나는 일이 생겨서 심장이 떨리고 혈관이 확장될 때 우리 몸에서 스테로이드가 분비되면서 혈관이 늘어나지 않도록 조여주는 역할을 합니다. 만약 스테로이드 호르몬이 나오지 않으면 혈관이 계속 늘어나서 결국은 터져버리겠죠? 그러면 우리 몸은 살아남을 수 없을 거예요. 몸의 정상적인 생리 상태를 유지하면서 살아갈 수 있게 해주는 호르몬이 바로 스테로이드라는 겁니다.

그래서 스트레스를 많이 받을수록 우리 몸에서도 스테로이드가 많이 만들어지는데, 계속해서 스트레스를 받으면 스테로이드도 끊임없이 분비되고, 결국 혈관은 계속 좁아지게 됩니다. 그러면 혈압이 올라가는 거예요. 이 스트레스가 일시적인 거면 혈압은 다시 정상적으로 돌아가는데 스트레스가 만성적으로 지속되면 혈관이 좁아지는 거죠. 그래서 고혈압을 유발하게 됩니다. 모든 건 양면성이 있어요. 스테로이드 호르몬이 나와서 우리가 스트레스에서 벗어날 수 있게 해주는 점은 참 좋지만, 그게 지속되면 부작용이 따르는 거죠. 우리 몸의 작용기전이 다 그렇습니다.

표피와 진피, 피하지방 세 층으로 이루어진 우리 피부 중에서 진피의 구성분은 콜라겐과 엘라스틴이라는 단백질 섬유에요. 스테로이드의 종류 중에

'코르티솔'이라는 호르몬은 사춘기 때 분비가 시작되는데 사춘기와 임신기, 살이 찔 때 갑자기 그 양이 확 늘어납니다. 대부분의 사람은 코르티솔이 분비되어도 진피 속 콜라겐들이 민감하게 반응하지 않고 그 시기를 잘 지나가지요. 하지만 코르티솔에 대해서 유난히 민감도가 높은 사람은 이로 인해 피부 속 콜라겐들이 녹아내리는 거예요. 마치 좁은 골목길에서 누군가 실수로 툭 치고 지나가면 "아야" 하고 끝나도 될 일을 "왜 때려!" 하고 반응하는 사람처럼요. 스테로이드 연고를 오래 바르면 피부가 얇아지는 부작용과 마찬가지로 몸에서 스테로이드가 많이 나와도 피부가 얇아지고 트는 겁니다. 다시 말해 살이 트느냐, 안 트느냐는 코르티솔 호르몬에 대한 피부의 민감도에 달렸으며, 민감도는 유전적으로 정해져 있습니다.

여기서 유전이라고 하면 보통 '나'를 기준으로 위로 3대와 옆으로 삼촌까지를 봐요. 위로는 부모님과 조부모, 증조부모님까지, 옆으로는 고모, 이모, 삼촌과 외삼촌을 봤을 때 튼살이 발견되면 '나도 생길 가능성이 있구나', '때가 되면 튼살이 생기는 팔자구나' 하고 받아들여야 합니다. 엄마가 임신을 했을 때 피부가 텄다고 하면 '나도 임신하면 트겠구나' 하고 생각하면 거의 맞는 거고요. 배 속의 아기가 쌍둥이라서 배가 트고, 아기가 작아서 배가 안 트는 게 아니라는 거예요. 이런 사소한 문제로 좌절이 된다고요? 사람은 누구나 다 죽어요. 그 사실을 안다고 좌절을 하나요? 누구나 나이 들면 늙는다, 나이가 들면 주름살이 생긴다, 때가 되면 죽는다, 그걸 받아들이지 못하겠다고 저항을 한다고 그게 저항이 되나요? 있는 그대로의 사실을 받아들이고 삶 그 자체에서 다른 즐거움을 찾으려고 노력하면 마음이 편안하잖아요. 사실 '유전'이라고 표현했지만 우리가 겸허히 받아들여야 할 신체의 변화들은 이보다 훨씬 많습니다. 그리고 튼살을 포함해서 대부분의 피부 질환이 죽을 병도 아니고요. 게다가 피부에 이 정도의 변화나 질병들이 있을 것 같으면 몸속은 안 그럴 것 같나요? 피부처럼 당장 눈에 보이지 않으니까 신경 안 쓰고도 우리는 잘만 살아가잖아요.

물론 살이 찌는 요인 중에는 스테로이드 호르몬의 분비량과 연관 있는 것도 있습니다. 스트레스를 받아서 스테로이드 호르몬이 많이 분비되면 음식이 막 당기고 더 먹게 되죠. 이때 피부가 스테로이드에 민감하면 살도 트겠죠? 그럼 사람들이 '살이 쪄서 피부가 튼다'고 오해하는 거예요. 그러나 인과관계는 그렇게 맺어지는 게 아니죠. 차를 타고 가다가 교통사고가 나서 팔이 부러지고 다리도 부러졌다고 해 봐요. 이런 경우 다리가 부러졌기 때문에 팔도 부러졌다고 말하지는 않잖아요? 정확한 원인은 교통사고입니다. 그리고 결과는요? 다리가 부러지고 팔이 부러진 거예요. 코르티솔 분비가 왕창 늘어나면 민감도가 높은 체질적인 요인을 가진 사람은 체중이 늘고, 살도 트는 거예요. '살이 갑자기 찌면 피부가 튼다'는 속설 축에도 못 끼는 이런 거짓말이 인터넷에서는 진실로 둔갑해서 마구 굴러다니고 있다는 것이 문제입니다.

튼살 크림을 바르면 튼살이 예방되거나 개선된다는 것도 소비자의 희망사항이자 판매자의 일방적인 주장일 뿐이에요. 튼살이 생기면 피부의 틈이 벌어지면서 피부색이 벌개지죠. 시간이 흐르면서 검붉게 됐다가 시간이 더 지나면 살이 빠지거나 또는 임신으로 불렀던 배가 가라앉으면서 튼살의 폭이 좁아지면서 색깔이 다시 허옇게 됩니다. 피부색의 변화만으로도 튼살이 좋아진 것처럼 느껴지겠죠? 이 타이밍에 맞춰 튼살 크림을 잘 발랐다면 때마침 효과가 있어 보일 겁니다. 그러나 안 바르고 그냥 놔두어도 다 그렇게 됩니다. 그런데도 튼살을 예방해준다는 크림이나 오일이 잘 팔리는 이유는 뭘까요? 한번 곰곰이 생각을 해보세요. 이런 제품은 여자들이 임신을 했을 때 주로 씁니다. 일반적으로 사람들은 '임신을 하면 누구나 튼살이 생긴다'고 전제를 하고 있어요. 배가 불룩해지면 살이 틀 것처럼 느껴지거든요. 그러나 이미 전제부터 틀린 겁니다. **임신을 한다고 당연히 튼살이 생기는 게 아니고, 생기는 사람이 있고 안 생기는 사람이 있다니까요.** 그런데 누구나 생긴다는 생각을 이미 하고 튼살 크림을 사서 바르면, 안 생긴 사람은 발라서 안 생겼다고 오해하면서 좋아할 테고, 생긴 사람은 '나는 어쩔 수 없나 보다'고 포기를 하게 됩니다. 미안한 얘기지만 살이 트지 않은 사람은 튼살 크림이나 오일을 바르지 않았어도 튼살이 생기지 않았을 겁니다.

튼살을 말하면서 레이저 이야기를 하지 않을 수야 없죠. 이미 녹아버린 콜라겐을 온전히 되돌릴 방법은 없지만, 튼살의 단계에 따라 약간씩 도움이 되는 치료법은 있습니다. 살이 터서 붉은색을 띠는 튼살 초기 상태면 붉은색을 없애주는 색소 레이저를 사용합니다. 코르티솔이 콜라겐을 녹인 거지 그 주위에 콜라겐을 만드는 섬유세포까지 죽이는 건 아니거든요. 색소 레이저로 살아 있는 섬유세포에 자극을 주어서 콜라겐을 빨리 만들도록 하면 튼살 주변이 채워지면서 회복도 빨라지고 넓게 푹 꺼졌던 부분이 일부 차오르는 효과를 볼 수 있어요. 그렇다고 이미 생긴 흉을 완전히 없앨 방법은 없습니다.

또 바르는 재생 연고도 섬유세포를 자극해서 콜라겐을 만드는 능력을 극대화할 수 있어요. 튼살 부분이 희게 변한 다음에는 스타룩스 레이저나 프락셀 레이저 등을 이용하여 진피 재생을 유도할 수 있지요. 여드름 흉터를 치료하는 것과 같은 원리입니다. 그러나 벌어진 일은 벌어진 일, 벌어진 피부는 벌어진 피부, 들어가는 돈과 시간을 계산해보면 시간이 지나서 자연스럽게 완화되는 것과 뭐가 그렇게 큰 차이가 있을까 싶습니다. 이러한 여러 가지 튼살 치료법 또한 광고하는 만큼의 치료 효과는 없다고 보는 게 맞습니다. 많은 돈과 시간을 들여서 조금 나아지게 할 수는 있지만 이 책에서 반복해 이야기하는 '비용 대비 효과'의 측면에서는 만족도가 높지 않으니 그리 합리적인 선택은 아니라는 뜻입니다. 의사 입장에서 자신 있게 권할 만한 치료법은 아닙니다.

참, 튼살이 허옇게 변하고 나서 꼭 기억해야 할 사항이 있습니다. 태닝을 하면 튼살이 주변의 정상 피부와 색이 같아지지 않을까, 기대하는 분들이 있는데 그러지 마세요. 튼살은 흉터이기 때문에 흰색이 그대로 남아 있고 정상적인 주변 피부만 태닝이 됩니다. 그럼 어떤 일이 벌어질까요? 튼살이 이전보다 더 잘 부각되는 거예요. 차라리 햇빛을 잘 가려서 주변 피부까지 희게 만들면 튼살이 잘 안 보일 거예요. 그러니 너무 고민하지 마시고, 배에 튼살이 있어서 비키니 수영복을 못 입겠다 싶으면 더 예쁜 원피스 수영복을 입으세요. 다리에 튼살이 있어서 신경이 쓰이면 조금 진한 색 스타킹을 신으면 될 거고요. 튼살 때문에 너무 속상해 하거나, 쓸데없이 돈 쓰지 말고 아낀 돈으로 예쁜 옷 하나 더 사 입으세요.

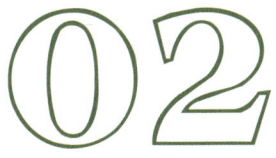

마음까지 벌거벗다, 탈모

어떤 질환이 새삼 세간의 주목을 받고 사람들이 귀를 기울일 때는 대개 난치병이거나, 치료 기간이 오래 걸리거나 의료보험이 적용되지 않을 때입니다. 의사도 사회인이다 보니 의료보험이 적용돼서 돈벌이가 안 되는 질환보다는 돈이 되는 미용 치료에 더 관심을 갖게 되는 건 어쩌면 당연한 일일 겁니다. 그중 하나가 바로 '탈모'입니다. 탈모는 머리카락이 빠지는 현상인데, 일시적으로 탈모 증상이 나타나다가 탈모 원인이 사라지면 회복이 가능한 탈모가 있고, 이미 진행돼서 되돌릴 수 없는 영구적인 탈모가 있습니다. 대표적으로 스트레스 때문에 머리카락이 빠진 경우에는 스트레스를 빌지 않으면 대개 일상 회복이 됩니다. 항암제를 투여해서 머리가 빠진 경우도 항암 치료가 끝나면 머리카락이 다시 나고요. 출산하고 나서 머리가 빠지면 산욕기 이후 다시 머리가 납니다. 이 모두는 원인이 제거되면 원래대로 회복이 되는 탈모 유형이지요.

그러나 두피에 심한 염증을 앓거나 세균 혹은 곰팡이에 감염되어 모근이 완전히 파괴된 경우에는 다시 머리카락이 나지 않습니다. 대표적으로 옛날에 못 먹고 못 살던 시절, 곰팡이에 감염이 돼서 일명 '땜빵'이 생긴 경우 영구 탈모반으로 남고는 했지요. 정신적인 압박감으로 머리카락을 계속해서 손으로 쥐어 뜯는 '발모벽'을 앓아도 머리가 완전히 빠져 버립니다. 그런가 하면 아침마다 엄마들은 여자아이들 머리를 바짝 잡아당겨서 방울로 묶어 주죠? 이런 걸 반복하다 보면 견인탈모라고 하는 탈모가 생기기도 합니다. 이 경우도 한두 번 하다가 중단하면 다시 머리카락이 나지만 계속 반복하게 되면 영구적 탈모가 생길 수도 있어요. 그러나 이런 경우들은 임상에서 1년에 한두 명 볼까 말까 한, 아주 특이한 케이스입니다.

교과서의 분류와는 다르지만 일반적인 환자나 탈모 시장의 소비자 입장에서는 탈모를 '유전적 탈모'와 '비유전적 탈모'로 나눠서 보는 게 더 합리적입니다. 실제 병원에 오는 탈모 환자의 열 명 중 아홉 명은 그저 유전적으로 정해진 '대머리'예요. 다시 말해 대머리일지 아닐지는 세상에 태어날 때 이미 결정되어 있다는 거지요. 다만 대머리가 나타나는 시기는 사람마다 달라서 10대 후반이나 20대 초반에 사춘기와 동시에 시작되는 사람이 있는가 하면, 30~40대에 대머리가 시작되기도 합니다. 보통의 성인의 경우 '머리카락이 가늘어지고 슬슬 빠지기 시작하네?'라고 판단되면 열 명 중 아홉 명은 대머리가 맞습니다. 치료를 하지 않고 그냥 두면 이후에 머리카락이 새로 날 일은 절대 없는 거죠.

대머리를 쉽게 비유하면 봄에 모를 심은 후에 가뭄이 드는 것과 같은 거예요. 그럼 모가 어떻게 될까요? 시들시들 말라 죽습니다. 정상적인 모발은 봄에 모를 심은 후에 때 맞춰 비가 내려서 벼가 잘 자라는 상태와 같습니다. 머리카락이 풍성해서 죽을 때까지 잘 안 빠지는 거지요. 왜 이 비유가 적당한가 하면, 대머리는 머리카락이 빠지는 게 아니라 가늘어져서 말라 죽는 거거든요. 모심기 후에 가뭄이 들어 벼가 말라가는 것과 같다고 할 수 있어요. 그래서 대머리는 손가락으로 진단을 합니다. 양손으로 뒷머리와 정수리의 머리카락을 스무 가닥씩 잡고 비벼서 굵기를 비교해 보았을 때 정수리 있는 부분이 가늘면 대머리 초기 증상이라고 보면 돼요. 어느 날 갑자기 머리가 후드득 빠졌다고 대머리인 건 아니란 말이죠. 대머리는 서서히 가늘어져서 머리 감을 때마다 많이 빠지는 느낌이 들다가 결국 없어지는 거예요.

대머리는 또 다른 방법으로도 설명할 수 있습니다. 사람의 머리카락 개수는 약 8만~10만 개 정도 되는데, 이 털들이 언제나 그대로 있는 게 아니라 나서 자라고 퇴행하고 빠지는 과정을 반복해요. 나무의 생장 주기에 비유하면 머리카락이 봄에 났다가 여름에 자라고 가을에 퇴행기가 왔다가 겨울 휴지기를 거쳐서 다시 성장기로 되돌아오는 '모주기(hair cycle)'를 갖는 겁니다. 기간으로 보면 나고 성장하는 봄과 여름에 해당하는 기간(성장기)이 3~5년, 가을 퇴행기가 3주, 겨울 휴지기가 석 달이에요. 사람은 일생 동안 이 과정을 20번 정도 돌아 총 60~100년을 유지하죠. 그런데 대머리는 이 모주기가 6번짜리, 7번짜리, 8번짜리 등으로 정해진 거라 보면 돼요. 예를 들어 한 번의 모주기 기간이 짧게 3년인 경우 총 6번의 주기로 타고나면 18세부터 탈모가 진행되고요, 모주기 기간이 5년이고, 주기가 8번 반복된다고 하면 40세부터 대머리가 되기 시작하는 거예요. 나이가 들면 정상 모발이라고 해도 모근이 약해져서 모발이 힘이 없고 짧아집니다. 또한 여자들이 머리카락을 자르지 않고 평생 기른다 해도 머리카락이 허리 아래까지 내려올 수는 없어요. 1년에 보통 머리 길이가 15~20cm 정도 자란다고 치고 모주기 기간을 최대로 5년을 잡아도 길어야 1m예요. 그리고 퇴행기, 휴지기를 거쳐 그 긴 머리카락은 빠지게 되죠. 가끔 기네스북에 보면 머리카락이 땅바닥에 질질 끌리는 사람들이 있지요. 일반적으로는 거의 볼 수 없는 희귀한 경우니까 신문에 나고 기삿거리가 되는 거지, 누구나 가만히 두고 기르기만 해서 되는 일이라면 화제가 되지 않겠죠. 머리의 최대 길이는 길어봐야 자기 허리까지, 그게 정상입니다.

대머리의 정식 의학 명칭은 '남성형 탈모'입니다. 명칭이 이렇다 보니 여자들은 대머리가 없다고 오해를 하는데, 대머리가 남성 호르몬인 안드로겐의 영향을 받는 것은 맞지만, 그 호르몬은 남자든 여자든 다 나오거든요. 다만 그 호르몬의 분비량이 많은 남자의 경우 대머리가 더 심하게 진실은 제가 대머리입니다.
때에 맞춰 약을 먹기 시작했고
지금도 꾸준히 약을 먹고 있으니까
남들은 대머리라고
생각을 못하는 상태일 뿐이죠.

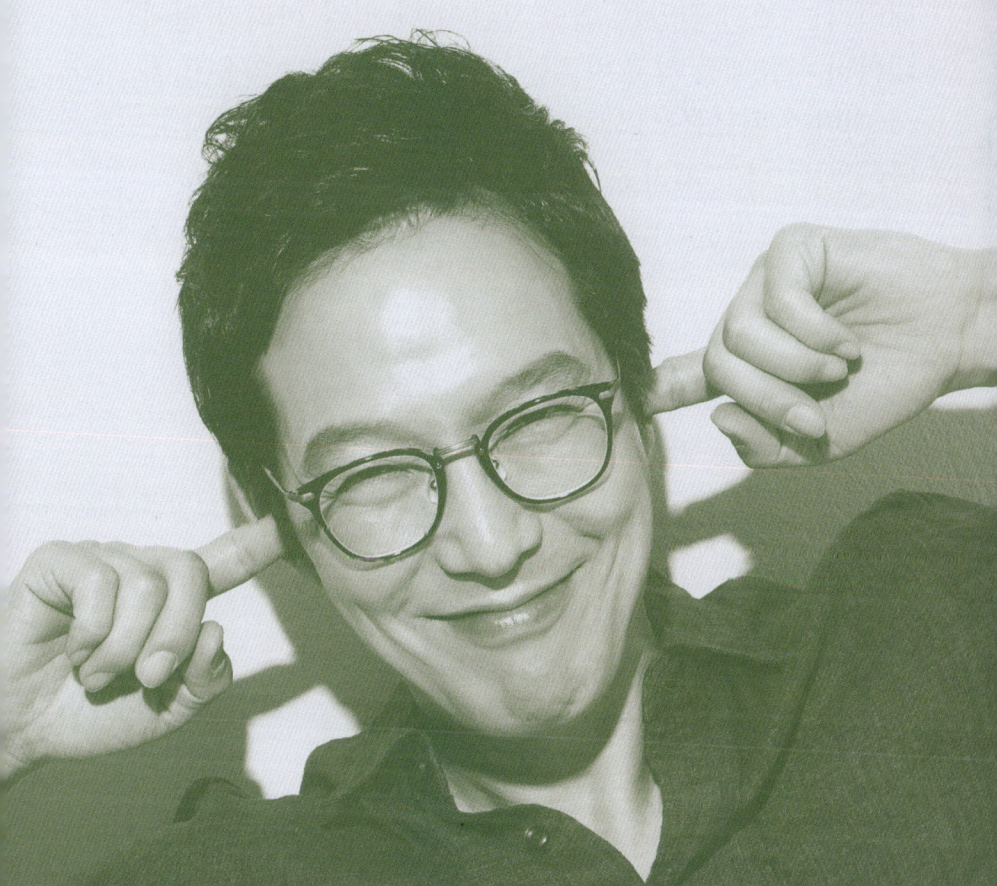

행되고 여자는 상대적으로 증세가 나타나도 덜 나타나는 건 맞습니다. 지하철에 서서 앉아있는 사람들의 정수리를 가만히 내려다보면 남자나 여자나 두피가 비어 있는 비율은 비슷해요. 다만 남자들 대머리는 M자 모양처럼 헤어 라인이 이마 위로 밀려 올라가고 여자는 아무리 대머리가 진행이 돼도 앞쪽 헤어 라인이 유지되면서 속머리만 없어지니까 자기가 대머리라는 걸 모르고 사는 거죠. 40~50대쯤 되는 여자분들 중에 옆 머리는 수북한데 윗머리가 가늘어지고 숱이 없는 경우가 많아요. 중요한 모임이 있을 때 메이크업보다 헤어 스타일링에 더 많은 시간이 걸린다고 하면 그런 분은 대개 대머리입니다.

대머리는 조기 진단을 해서 모근이 다 말라 버리기 전에 대머리 치료제를 먹고 바르는 것이 중요합니다. 약을 먹어서 대머리 치료를 시작하면 1년 반에서 2년 정도까지 모발이 계속 나고 자라죠. 이 기간이 지난 다음에도 모발이 부족한 부분이 있다면 그 부분에만 자가 모발 이식을 할 수 있습니다. 이식은 주로 이마 쪽 헤어 라인 부분에 많이 하는데, 이때 이마에 모발을 심은 채 약을 먹지 않고 방치하면 정수리 쪽 머리카락은 다시 쭉 빠집니다. 그래서 나중에 청나라 시대의 변발 모습과 비슷한 웃기는 모습이 되는 거겠죠. 그래서 대머리 치료에는 먹는 약이 기본이고 이를 꾸준히 복용을 해야 합니다.

탈모는 비누로 머리를 감으면 좋다고요? 다 거짓말입니다. 석유에서 합성한 샴푸보다 우지로 만드는 비누가 생분해되는 시간이 짧으니까 전체적으로 수질 오염 방지에는 도움이 되겠지만 머릿결은 망가지고 두피에도 좋지 않습니다. 환경 보호를 위해서 자신의 모발을 희생하겠다면 비누로 감으세요. 저는 수질 관리는 정부에 맡기고 제 두피와 머릿결 보호를 위해서 계속 샴푸로 감을 겁니다.

성인 탈모의 대부분은 대머리이고, 대머리는 유전된다는 과학적 사실을 받아들이지 않고 '나는 아닐 거야'라는 헛된 희망을 가지니까 자꾸 이상한 상술에 빠져드는 거예요. 분명한 사실을 명쾌하게 알려주면 소비자가 현명하게 판단할 수가 있죠. 그러나 시장을 움직이는 사람들은 소비자가 너무 똑똑하면 곤란해지니까 자꾸 다른 얘기를 하는 거예요. '내가 권하는 이 샴푸를 쓰면 탈모에 효과가 좋다', '우리 회사가 만든 건강식품을 먹어야 머리카락이 난다' 등등, 효과가 전혀 없다고는 이야기 못하겠지만, 대머리 치료제를 먹고 발라서 나타나는 효과를 100이라고 볼 때 그런 걸 먹고 바르는 효과는 1~2에 불과할 거예요. 그러면서도 돈은 그쪽이 훨씬 많이 들죠.

예전에 방송에서도 밝힌 바 있지만, 제가 대머리입니다. 때에 맞춰 약을 먹기 시작했고 지금도 꾸준히 약을 먹고 있으니까 남들은 대머리라고 생각을 못하는 상태일 뿐이죠. 아버지가 대머리, 할아버지와 삼촌께서 대머리이시니까 저도 당연히 대머리가 될 것을 알고 있었고, '과연 언제쯤 대머리 증상이 나타날까' 유심히 관찰하고 있었는데 정말 40세가 넘어가니까 살살 기미가 보였습니다. 대머리라고 해서 처음부터 머리가 후드득 빠지지는 않거든요. 서서히 진행이 되다가 45세쯤 되면서 이제는 정말 약을 먹을 때가 됐구나 싶어 지금까지 9년째 약을 먹고 있습니다. 대머리 치료약을 먹는 한 머리카락이 더 이상은 안 빠지죠.

탈모 약을 먹으라고 하면 또 부작용부터 얘기하는데, 비행기를 타면 부작용이 없는지 되물어 보고 싶습니다. 비행기 타다 한 번씩 항공 사고가 나면 다 죽던데, 그건 부작용이 아닐까요? 대머리 치료제를 복용하는 사람들 중 1~2% 정도 성욕이 떨어지는 부작용이 생겼다고 보고되는 경우가 있는데, 이럴 땐 복용을 중단하면 원래대로 회복이 됩니다. 크게 걱정할 일은 아니라는 겁니다.

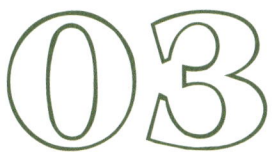

지우고 싶은 자국
거대 모반

"

거대 모반은 '선천적'으로 생깁니다. '유전'과 '선천성'은 사람이 태어날 때부터 가지고 있는 특징이라는 표면적인 현상 면에서 보면 같지만 그 원인은 분명히 다릅니다. 유전은 DNA를 통해서 부모 세대의 무언가가 자녀에게 이어지는 거고요, 선천성이라는 표현은 유전성과는 전혀 무관하게 배 속에서 태아가 만들어질 때 비정상적인 발생 과정으로 생기는 현상입니다. 물론 다음 세대로 이어지는 것도 아닙니다. 선천성 거대 모반은 멜라닌 세포가 비정상으로 많이 자라는 것으로 직경이 20cm가 넘는 점입니다. 비정상적으로 커지는 건 다 '종양'이라고 부르는데, 그 종양이 계속 자라서 다른 부위로 진이돼 생명에 위협이 되면 악성 종양이고, 그 자리에서만 조금 자라고 말면 양성 종양입니다. 점(모반)은 대개 양성 종양이지만 선천성 거대 모반은 초기부터 악성으로 변할 가능성이 굉장히 높아요. 태어날 때부터 큰 점이 있으면 미용상으로도 보기 흉하고 악성일 가능성이 있어서 반드시 제거해줘야 합니다. 선천성 거대 모반이 아니라고 해도 발바닥과 손바닥, 남자들의 허리 벨트 라인과 여자들의 브래지어 라인 등 반복적으로 마찰이 잘 되는 곳에 있는 검은 점은 크기가 작아도 없애버리는 게 좋습니다. 드물지만 세월이 오래 지나면 마찰로 인해 악성으로 변할 가능성이 있으니까요.

베커 모반(Becker's nevus)은 넓은 갈색 반점이 있는 부분에 많은 털을 동반하는 것으로 어깨나 몸통에 잘 생기지요. 멜라닌이 많아서 병변의 색깔이 갈색을 띠고, 피부 밑의 모낭이 비정상적으로 많아 털이 많이 나면서 모낭 옆에 붙어 있는 기모근이라는 근육도 함께 커져 피부 표면이 울퉁불퉁해지죠. 그러니까 피부를 구성하는 색소세포와 모낭, 기모근이라는 세 가지 요소가 동시에 비정상적인 성장을 하면서 베커 모반을 이루는 겁니다. 이건 치료 후에도 또 재발하기 때문에 특별한 치료법이란 게 없습니다. 아예 치료를 하지 않는 게 낫다는 거예요. 여성의 경우 털이 많아서 보기에 흉하다고 여겨지면 레이저 제모를 이용해서 모낭만 제거를 하죠. 털이라도 없으면 좀 나으니까요. 의사가 "이건 못 고치는 점입니다" 하면 "에이, 할 수 없지" 하고 받아들여주면 좋겠어요. 고집을 부려서 치료를 했다가 흉을 남기게 되면 정말 대책이 없거든요. 그냥 기다려보자는 거예요. 지금은 방법이 없지만 의료 기술이 더 발전해서 좋은 방법이 나오면 그때 해도 늦지 않으니까. 지금 섣불리 건드려서 흉을 만들어 놓으면 그때 가도 방법이 없잖아요?

후천성 오타모반(ABNOM)은 기미와 비슷해 보이지만 자가 진단을 통해 기미와 구분할 수 있습니다. 깨끗하게 화장을 지우고 맨 얼굴로 거울을 보십시오. 병변의 색깔이 밝은 갈색이고 그 모양이 넓은 붓으로 대칭적으로 그려 놓은 듯한 것은 기미입니다. 그렇지 않고 작은 붓으로 콕콕 찍어놓은 모양으로 회색빛이나 청색 빛을 띠는 갈색 점이면 그건 후천성 오타모반입니다. 기미라면 바르는 미백 연고와 레브라이트 레이저로 치료하면 좋고, 후천성 오타모반이라면 엔디-야그 레이저나 알렉산드라이트 레이저와 같이 색소를 파괴하는 레이저로 치료하면 됩니다. 기미는 레이저 시술을 해도 쉽게 재발하지만 후천성 오타모반은 색소를 전문적으로 치료하는 레이저로 5~10회 정도 충분한 치료를 반복하면 영구적으로 치료되고, 또 재발하지도 않습니다. 운이 좋지 않으면 기미와 후천성 오타모반이 섞인 경우가 있는데, 이때에는 피부과 전문의와 상의해 동시에 두 가지 치료를 적절히 병행할 수 있을 거예요.

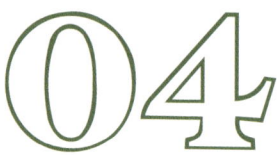

털털한 제모

"

머리끝부터 발끝까지 피부에는 100만 개 정도의 털이 있는데, 그중 머리털이 10만 개니까 나머지 90만 개는 '없어도 되는 털', '없었으면 하는 털'이 되겠죠. 미용적으로만 보면 사람에게 두피의 모발을 제외하고 털이 필요한 부위는 하나도 없지만, 살이 접히는 부위는 털이 있어야 할 이유가 있어요. 피부와 피부가 딱 들러붙으면 습진이 생기니까 털은 습진으로부터 피부를 보호하기 위해 존재하는 겁니다. 의학적으로야 겨드랑이에 털이 있는 편이 훨씬 좋지만 미용적으로 보기 안 좋으니까 제모를 하게 되는 거죠. 이때 다시는 털이 안 나게 하는 영구 제모와 일시적으로 털을 제거하는 일시적 제모가 있습니다. 가장 손쉬운 제모 방법은 일단 면도이고요. 털을 뽑는 방식으로는 왁싱이나 실면도가 있고, 제모 크림으로 털을 녹이기도 합니다. 모두 일시적인 제모법이지요. 영구 제모는 레이저로만 가능합니다. 각각의 방법마다 장단점도 있고 오해도 있으니 하나하나 따져보고 선택하는 게 좋습니다.

제모법을 설명하기 위해 털을 나무에 비유해보죠. 땅에 나무 한 그루가 심어져 있다고 하면, 우리 눈에는 땅 위로 솟아나온 줄기와 나뭇가지, 잎 부분만 보이겠죠. 같은 줄기라도 흙 속에 파묻혀 있는 부분이 있고 또 땅속에 나무 뿌리도 있을 거고요. 털도 똑같아요. 나무 뿌리에 해당하는 모근이 있고 피부 속에 묻혀 있는 줄기도 있고, 피부 밖으로 나온 줄기가 있는가 하면 잎에 해당하는 끝이 가는 부분까지 모두 네 등분으로 나뉘어 있어요. 털을 잡아 뜯으면 뿌리까지 뽑힐까요? 절대 안 뽑힙니다. 피부 속에 묻혀 있는 줄기 부분에서 끊어지는 거예요. 그래서 족집게로 털을 '뽑는다'는 표현은 틀린 거예요. 털을 '끊어준다'가 맞습니다. 문제는 그렇게 쥐어뜯다 보면 그 자리에 염증이 생길 수 있다는 거예요. 세균 감염으로 인해 곪고 모공 주변이 붉게 변하는 모낭염이 생길 수 있는데, 심한 경우 색소 침착이나 흉이 질 수도 있습니다. 면도와 족집게의 차이는 나무를 베는데 땅 위에 나온 부분에서 잘라낼 건지, 땅속 바로 아래에 있는 줄기까지 잘라낼지 정도의 차이예요. 남자들은 아침에 급하게 면도를 하다 보면 몇 군데가 곪기도 하는데, 급한 면도 과정 중에 털을 일부 쥐어뜯다가 모낭염이 생기는 겁니다. 시간이 지나면서 염증은 가라앉지만 이왕이면 여유롭게 면도를 해서 이런 일을 만들지 않는 게 좋죠. 마찬가지 이유로 여자들도 다리 면도를 하다가 모낭염이 생기기도 합니다.

또 실을 이용해서 털을 훅 당겨 뜯어내는 실면도나 파라핀으로 털을 고정시킨 후 확 뜯어내는 왁싱을 하는 과정에서 통증을 느끼게 되는데, 아프다는 건 곧 염증이 생길 수 있다는 거예요. 털을 한두 개 뜯는 것도 아니고 수천, 수만 개가 뜯겨 나가는데 그중에 1%만 곪아도 몇십 군데가 된다는 말이죠. 그러다 얼룩덜룩 흉이 질 수 있으니 아예 하지 않는 게 좋습니다. 그럴 바에는 털의 가늘어지는 부분을 녹이는 제모 크림이 낫죠. 제모 크림도 사용하다 보면 사람에 따라 피부 각질이 손상되어 피부에 발진이 잘 생기는 경우가 있어요. 그런 경우가 아니라면 제모 크림이 차라리 낫다는 거예요. 어떻든 뜯는 제모법은 그다지 권하고 싶지 않고, 차라리 면도를 자주 하는 편이 더 안전하고 좋습니다.

영구 제모의 경우 당장 비용이 많이 들기는 해도 면도칼이나 제모 크림 등을 꾸준히 사는 비용을 다 따져봤을 때 그리 비싼 편도 아니에요. 영구 제모가 처음 도입될 때는 장비가 비싸고 시간도 많이 걸려서 가격이 높을 수밖에 없었는데 요즘은 장비가 좋아지고 시술이 한결 간단해졌죠. 영구 제모의 원리는 갈색이나 검은색을 구분할 수 있는 레이저를 사용해서 선택적으로 멜라닌을 파괴하는 방식입니다. 머리카락이 검은 이유는 멜라닌이 모근부에 뭉쳐져 있기 때문인데, 제모 레이저를 쏘면 상대적으로 밝은 피부는 그냥 통과하고 까만 모근부만 공격해 모근의 멜라닌을 터뜨리게 됩니다. 때문에 금발 머리는 멜라닌이 없어서 레이저 영구 제모 치료를 할 수 없지요. 레이저 영구 제모를 할 때는 이 원리에 잘 맞는 레이저를 사용해야지 시술 비용이 무조건 싼 병원을 가면 선택적 모근 파괴 기능이 떨어지는 레이저를 사용하는 경우도 있습니다. 이런 경우 피부의 정상 멜라닌까지 건드려 피부에 흉이 질 수도 있어요.

선택적으로 모근을 파괴하는 레이저 장비 중에서 가장 좋은 것이 바로 '아포지(Apogee) 레이저'인데, 이 레이저 장비를 이용할 경우 시술 비용이 좀 많이 들 수 있어요. 그러나 좋은 레이저로 후유증 없이 치료받으려면 비용은 낼 만큼 내는 게 당연합니다. 그리고 영구 제모는 반드시 겨울이나 이른 봄에 하는 게 좋아요. 몸을 햇빛에 그을리거나 태닝을 하면 진한 멜라닌을 골라서 공격하는 레이저가 까매진 피부를 공격해서 피부 화상이 생길 수 있거든요. 태닝을 많이 했을 땐 시기를 좀 두고 기다렸다가 이듬해 봄에 피부색이 좀 뽀얘지면 그때 제모를 하면 됩니다. 마찬가지로 원래 까만 피부도 레이저 제모 시술을 선택할 때는 피부 화상의 위험이 있으므로 신중을 기하는 게 좋습니다.

앞에서 털은 모주기가 있다고 했는데 우리 몸의 모든 털 중에서 반은 성장기, 나머지 반은 휴지기나 퇴행기에 들어가 있습니다. 그런데 휴지기나 퇴행기에 들어가 있는 털은 모근에 멜라닌이 별로 없어서 레이저를 쏘아도 모근이 잘 안 죽어요. 그래서 레이저 시술을 할 때는 성장기에 있는 절반 정도의 털이 제거되고 4~6주 정도 지나서 나머지 털이 다시 성장기에 돌아올 때 반복해주면 좋습니다. 이렇게 최소 다섯 번 이상 반복해야 영구 제모가 이루어집니다. 그리고 모근 중에도 잘 죽는 게 있고 잘 죽지 않는 게 있는데, 굵고 보기 흉한 털은 잘 파괴되고 가늘고 별로 보기 흉하지 않은 털은 잘 파괴되질 않아요. 몸에서 털이 가장 굵은 데가 겨드랑이기 때문에 겨드랑이 털은 레이저 제모를 다섯 번 정도만 하면 어지간한 사람들은 다 '만세' 하고 살 수 있을 정도로 깨끗해져요. 그래서 겨드랑이 제모를 하는 사람은 거의 100% 만족할 겁니다.

그에 비해 다리 제모의 만족도는 70%, 팔의 경우 아마 50% 정도일 거예요. 털의 굵기에 따라 만족도가 달라지는 거죠. **얼굴의 솜털은 아예 하지 않는 게 좋아요. 여자들의 경우 이마의 잔털이나 인중 부위의 콧수염을 제거하고 싶어 하는데 피부와 솜털은 색깔 차이가 거의 없죠? 무리해서 레이저를 하면 털보다 피부가 상할 가능성이 높습니다.** 겨드랑이 털은 듬성듬성하니까 모근이 파괴되더라도 화상 흔적이 띄엄띄엄 생겨서 흉터 없이 회복이 쉽지만, 얼굴의 경우 모근이 촘촘하게 존재하니까 화상을 입으면 물집이 잡히고 피부가 떨어져 나가서 흉이 잘 생깁니다. 때문에 털이 밀집되어 있는 부위는 영구 제모를 하지 않는 게 좋아요. 그리고 저는 아직까지 여자가 인중 부분을 면도해야 할 만큼 털이 굵은 걸 본 적이 없어요.

| 부위별 레이저 제모 결과 |

- 겨드랑이 ⋯ 한 달 간격으로 5~8회 실시 ⋯ 영구 제모 (○)
- 다리, 팔 ⋯ 한 달 간격으로 5~10회 실시 ⋯ 영구 제모 (○)
- 얼굴 ⋯ 영구 제모 (×)

병원에서 영구 제모를 할 시간적, 경제적 여유가 안 된다고 하면 차선으로 면도가 가장 좋아요. 값도 제일 싸고 제일 안전한 방법입니다. 그것도 자주 하기가 귀찮다고 하면 그 다음으로는 제모 크림이 대안이 되죠. 제모 크림도 피부 발진이 걱정되는 예민한 피부라면 먼저 샘플을 얻어서 피부가 얇은 부위에 발라보고 문제가 없으면 사용하고, 그렇지 않으면 어쩔 수 없이 면도로 돌아가야겠죠. 이런 경우에도 제모 크림이 문제라고 생각할 게 아니라 해당 제품과 내 피부가 인연이 맞지 않는다고 생각하는 게 합리적이에요. 나랑 안 맞아서 나만 부작용이 생기니까 나만 안 쓰면 되거든요. 그런데 인터넷에 자꾸 이런 글들이 올라와요. '나 그거 바르고 피부가 벌개졌거든? 절대 쓰면 안 돼.' 이건 틀린 후기입니다. 자신의 예민한 피부가 문제인 거죠.

털을 자주 깎으면 굵어진다고 많이들 이야기하죠? 그래서 여성들은 겨드랑이나 다리를 면도할 때마다 마음이 불편했을 거예요. 다 새빨간 거짓말입니다. 그렇다면 매일 면도하는 남자들은 지금 다 턱에 동아줄을 수백 가닥씩은 달고 다녀야 할 겁니다. 몇십 년째 매일 면도를 하면 그때마다 털이 굵어졌을 테니 동아줄 굵기는 거뜬히 되지 않겠어요? 머리숱 많아지라고 아기들 배냇머리를 밀어주는데, 그것도 밀어주나 안 밀어주나 숱이 많을 아이들은 많고 적을 아이들은 적게 납니다. 그러니 이제부터 **겨드랑이나 다리를 면도할 때 마음을 편하게 가지셔도 됩니다. 절대로 털이 안 굵어져요.** 그런데도 그렇게 느껴지는 이유는 머리카락을 기르다 보면 머리카락의 말단 부분이 마찰에 의해 닳으면서 원추형으로 얇아지기 때문에 말단 부분으로 갈수록 가늘어지게 되는데, 털을 중간에 자르게 되면 줄기의 굵은 부분이 남겠죠. 그래서 면도 후 새로 올라오는 털이 굵고 까칠하게 느껴지는 거예요. 가만히 두면 털이 자라면서 마찰에 의해 다시 끝이 가늘어집니다.

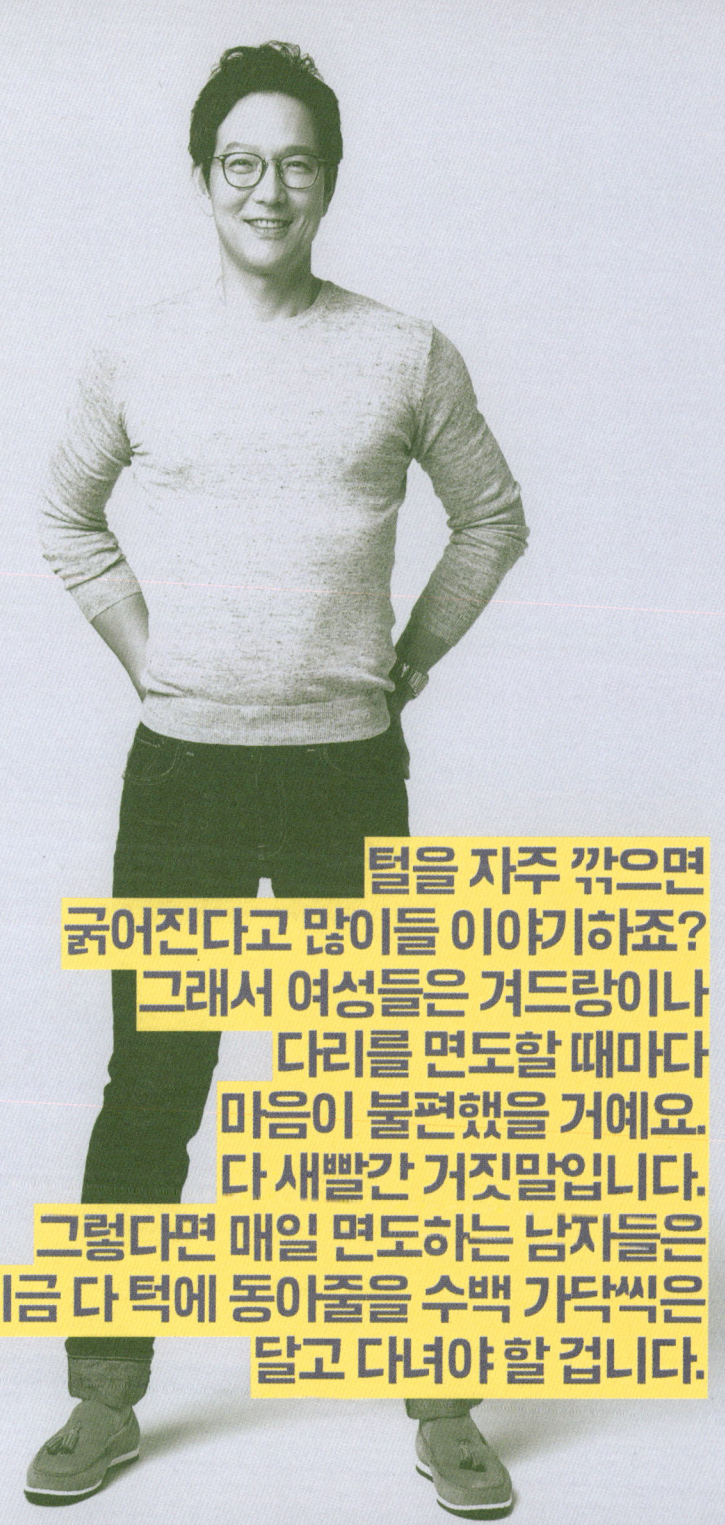

털을 자주 깎으면
굵어진다고 많이들 이야기하죠?
그래서 여성들은 겨드랑이나
다리를 면도할 때마다
마음이 불편했을 거예요.
다 새빨간 거짓말입니다.
그렇다면 매일 면도하는 남자들은
지금 다 턱에 동아줄을 수백 가닥씩은
달고 다녀야 할 겁니다.

CHAPTER 4
Skin-Do(道)

건강한 피부를 만드는 실천의 길

아는 게 중요한 것이 아니고 아는 것을 실천하는 것이 더 중요합니다. 학습은 '배우고(학, 學) 꾸준히 익히는 것(습, 習)'인데, 언젠가부터 우리는 '학(學)'만 줄기차게 하고 있다는 것입니다. 이 책도 그런 '학(學)'의 오류에 빠지지 않기 위해 특별히 실천의 장을 만들었습니다. 물론 'DO(하는 것)'가 가장 힘든 일이기도 합니다. 그러나 꾸준히 실천해 나갈 때 우리는 건강하고 아름다운 피부를 향해 나아가는 길(道)에 들어설 수 있을 것입니다.

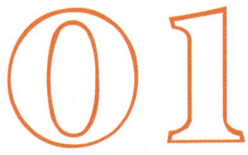

적절한 세안 시간은
딱 5분

"

피지가 분비되면 피부에 있는 정상 세균들이 그 피지를 분해해서 유리지방산을 만들고, 그 때문에 피부는 대개 약산성을 띠게 됩니다. 사실 유해 세균의 입장에서 볼 때 단백질 덩어리인 피부는 아주 좋은 먹잇감이죠. 그런데 피부가 정상 세균의 도움으로 약산성을 띠게 되면 유해 세균이 증식하는 것을 막을 수 있습니다.

세안의 목적은 때와 역겨운 냄새를 없애는 거죠. 피부의 때는 피부 가장 바깥쪽의 떨어져 나가야 할 각질 한 층과 피부에서 분비된 기름, 외부에서 묻은 먼지, 이 세 가지를 합친 거예요. 이때 소기름(우지)과 양잿물을 화학적으로 결합해 만든 비누를 사용하면 떨어져 나가야 할 지저분한 먼지와 기름, 각질 한 층까지만 잘 벗겨집니다. 그런데 비누는 약알카리성을 띠기 때문에 비누 세안을 하는 순간 피부는 잠시 알카리성을 띠지만 피부에는 정상 세균들이 있고 늘 새로운 피지가 분비되기 때문에 금방 약산성으로 회복되죠. 약산성인 피부에 자극이 덜 되도록 만들어진 것이 석유에서 추출한 원료로 만든 중성세제입니다. 화장을 한 날은 메이크업을 잘 지울 수 있는 전용 클렌저로 메이크업을 지우고, 비누 세안을 한 번 정도만 하면 피부를 깨끗하게 유지할 수 있어요. 화장을 전용 클렌징 제품으로 지웠다면 세수하는 시간은 3~5분 이내가 피부를 보호하는 데 가장 좋습니다. 30분간 운동을 하면 근육은 튼튼해지지만, 30분간 세안이나 목욕을 하면 피부는 망가집니다. 피부 보호를 위해 각질은 적절한 두께로 유지하는 게 좋은데, 세안을 30분씩 하면 각질이 다 벗겨지겠죠? 잘못된 습관을 오랜 세월 동안 반복하게 되면 피부의 노화가 촉진될 수 있죠. 밥을 많이 먹는다고 건강해지지 않습니다. 골고루 적당량을 먹어야죠. 마찬가지로 **화장품을 많이 바르면 피부가 좋아질까요? 몇 번씩 오래 세안을 하면 피부가 깨끗해질까요? 아뇨, '적당히' 해야 합니다.** 지금까지 가장 인상적인 화장품 광고 카피는 '화장은 하는 것보다 지우는 것이 중요합니다'예요. 그 멘트가 정말 옳습니다. 단, 이런 조건이 붙어야죠. 비누를 사용해서 5분 이내로 끝낼 것!

비누의 기본 역할은 오직 하나, 피부에 붙어 있는 지용성 때를 물로 잘 씻어내는 겁니다. 비누칠을 하고 나서는 바로 물로 깨끗이 씻어내기 때문에 비누에 아무리 좋은 성분이 들어 있다고 해도 그 성분이 피부에 작용할 시간이 없죠. 그래서 비누는 때를 잘 씻어내는 것 이상의 기능을 기대하기는 힘듭니다. 예를 들어 비누에 여러 좋은 성분을 넣었다고 합시다. 그러면 그 비누칠을 하고서 30분 정도 기다릴 수 있을까요? 비누 성분을 피부에 30분가량 붙여 두면 피부가 다 망가집니다. 때를 제거하는 역할이 끝났으면 비누는 빨리 물로 씻어서 피부에서 제거해야지 피부에 오래 둔다고 좋을 게 하나도 없습니다. 따라서 여러 기능을 더했다고 비싼 가격으로 팔리는 비누 제품들을 굳이 선택할 이유는 없죠. 과학적으로 입증되지 않은 허위 정보를 믿기보다는 조금이라도 합리적 의심을 가지면서 접근하면 의외로 판단이 쉽습니다.

세안은 손으로 하는 것만으로도 충분합니다. 여러 광고나 편법에 현혹되지 말고 자기 손으로 구석구석 깨끗이 씻으면 됩니다. **마지막 헹굼 물을 찬물로 하면 모공이 줄어들 거라고요? 찬물에 헹궈서 탱글탱글해지는 것은 국수 면발이지, 사람 피부는 그렇게 되지 않습니다.** 탄수화물이 주성분인 국수는 뜨거운 물에 끓였다가 찬물에 넣으면 탄력이 증가돼요. 그러나 피부는 단백질이 주성분이에요. 피부에 심한 온도 변화를 주면 오히려 해롭습니다. 따라서 비누칠을 한 후에는 미지근한 물로 깨끗하게 헹궈주는 걸로 충분합니다. 목욕도 체온과 비슷한 미지근한 물로 하는 것이 좋아요.

앞서도 말했지만 녹차를 우려낸 물로 세안하는 게 여드름에 좋다고 해서 특히 중·고등학생들이 많이 따라 하는데, 피부는 흡수 기관이 아니라 방어 기관이죠? 녹차를 마셔서 폴리페놀 성분을 몸에 흡수하면 항노화와 항염 작용이 있지만, 녹차로 세수를 해서 여드름을 고칠 수 있다는 건 진실이 아닙니다. 그리고 흔히 녹차로 오해하고 있는 티트리(tea tree)는 녹차가 아니라 호주에 자생하는 나무의 이름입니다. 티트리 오일은 살균 기능이 있어 여드름 피부에 효능이 있다고 알려져 있지요. 하지만 녹차물이 여드름을 치료하는 효과가 있는 것은 아닙니다.

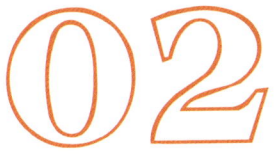

각질 제거만큼은 포기할 수 없다?

"

각질 제거에 대해서는 오랫동안 논란이 많은데 각질은 정상적인 각질과 비정상적인(병적인) 각질로 나뉘어요. 정상적인 각질은 피부 보호층의 중요한 막의 역할을 하는데, 이게 벗겨지면 휴전선에 병사가 없어지고 철책이 없어지는 것과 똑같습니다. 눈에 보일 때는 거슬리고 만지면 촉감이 안 좋지만 그게 있어야 안쪽 피부와 우리 몸이 보호되는 거예요. 그걸 인위적으로 벗기는 것은 정말 어리석은 일이죠. 그런데 비정상적인 각질이 생겼다면, 왜 생겼는지 그 원인부터 따져봐야 합니다. 병적인 각질이라고 해도 무조건 벗겨내는 것은 좋지 않아요. 그대로 두고 원인부터 치료하는 것이 좋습니다. 예를 들면 아토피 피부같이 극단적으로 건조한 사람도 각질이 생기고, 얼굴에 덕지덕지 여드름이 나는 심한 지성피부도 각질이 생기거든요?

육안으로 보면 똑같은 각질이지만 각질이 일어나는 원인이 전혀 다르고, 따라서 치료나 예방법도 다릅니다.

하지만, 우리는 자꾸 인위적이고 물리적인 방법으로 각질을 벗겨내려고 합니다. 대표적인 유기산인 AHA(alpha-hydroxy acid)와 BHA(beta-hydroxy acid)는 식초와 같은 유기산의 일종으로, 긴 유기물질에 산이 붙어 있어서 적절한 농도와 방법으로 사용하면 피부를 벗겨내는 필링 효과와 약간의 보습작용을 기대할 수 있습니다. 피부는 단백질 성분이라 유기산이 닿으면 응고가 되고 시간이 지나면서 벗겨지는 거죠. AHA든 BHA든 <mark>산이 피부에 직접 닿아서 피부에 미치는 영향은 술이 간에 미치는 영향이나 담배가 폐에 미치는 영향과 비슷하다고 보면 됩니다. 농도에 비례해서 자극이 된다는 거예요.</mark> 이 산을 적절한 농도로 만든 제품이 잘 맞는 사람은 사용해도 되지만 안 맞는 사람도 굉장히 많을 겁니다. 일단 피부에 발랐을 때 따끔거리는 자극이 생기는 걸로 안 맞는다는 걸 알 수가 있죠. 그런데도 효과를 기대하고 매일 사용한다고요? 계속 쓰면 피부가 손상될 뿐인데, 안전하고 좋은 제품을 놔두고 과연 무리를 해서까지 필링 제품을 써야 하는지 한 번 더 생각을 해보세요. 그래도 꼭 써보겠다고 하면 샘플을 안쪽 겨드랑이와 가까운 부분에 발라서 일주일 정도 테스트를 해보고, 별 문제가 없으면 그때 사용하는 것이 안전합니다.

AHA나 BHA에 관해서는 긍정적인 면도 없지 않아요. 피부가 심한 지성이고 블랙헤드가 많은 데다 여드름까지 많은 경우, 일주일에 한 번 정도 딥클렌징을 하는 기분으로 AHA나 BHA 제품을 사용하면 무리가 없을 겁니다. 그러나 지루성 피부염이나 심한 화농성 여드름 등이 있을 때 AHA나 BHA가 들어간 화장품을 사용하면 피부 자극이 더 심해집니다. 또 매일 필링 제품을 사용하거나 허용치 이상의 농도로 만들어진 제품을 사용하는 건 알코올 중독자가 독한 술을 매일 마시는 것이나 불난 집에 기름을 갖다 붓는 것과 같은 거예요. 지성피부에 모공이 넓은 사람은 일반적으로 각질이 두껍고 병든 각질도 많아서 각질 제거를 하고 나면 일시적으로 피부가 좋아졌다는 느낌이 들겠지만 각질 제거 후 노출된 부분은 살아 있는 표피세포라 자극에 굉장히 민감해지는 겁니다.

흔히 스팀 타월도 각질 관리에 좋다고 해서 많이 하는데, 피부의 가장 바깥쪽인 각질층에 스팀 타월을 대면 각질이 수분을 머금어요. 수분을 그대로 머금고 있는 상태에서 그 위에 적절한 보습제나 유막을 만들어주면 수분이 유지되겠지만 스팀 타월을 하고 난 뒤에 그대로 방치하면 피부는 더 바짝 마릅니다. 입술이 피부에서 가장 건조한 부분인데 침을 바르면 바르는 순간은 촉촉하죠? 입술에 침을 바르는 건 피부에 스팀 타월 해주는 것과 똑같아요. 그러나 침을 바른 후 그대로 말리면 입술은 쩍쩍 갈라집니다. 마찬가지로 스팀 타월을 하고 촉촉한 기분에 그냥 잠자리에 들면 피부도 대기 중으로 수분을 빼앗겨 더 바짝바짝 말라 버립니다. 스팀 타월을 한 다음에는 반드시 보습제나 유분이 있는 제품으로 마무리를 해주세요.

"

03

<u>믿을 만한 의사를 만나자</u>
<u>피부과 의사 활용법</u>

❝

피부에 문제가 생기면 제일 먼저 피부과 의사를 찾아가는 것이 당연한데 요즘은 아무나 피부과 진료를 표방합니다. 돈이 되니까요. 그래서 피부과 병원을 찾을 때에는 반드시 그 사람이 전문의 자격증을 가진 피부과 전문의인지부터 확인해야 합니다. 병원에 가서 접수를 했더니 의사 얼굴은 안 보여주고 실장님부터 만나라고 한다? 그런 곳은 피하는 게 좋습니다. 의사가 환자를 직접 보고 질환에 대해 설명해주면, 그 의사가 젊든 나이가 들었든, 친절하든 불친절하든 그 의사는 믿을 만합니다. 그분과 잘 상의해서 자기 몸에 맞는, 자기 피부 상태에 맞는 처방을 받고 치료를 하는 게 좋죠.

일단 병원에 가면 의사를 충분히 활용하는 게 중요합니다. 그러기 위해서는 메모지와 펜을 가지고 들어가 의사 앞에 앉으세요. 안 써도 좋아요. 그냥 쓰는 척이라도 하시면 돼요. 그래야 그 의사 입에서 많은 설명이 나옵니다. 의사는 말을 많이 해야 되는 직업이고 여러분은 의사한테 많은 설명을 들어야 남는 겁니다. 자리에 앉으면 의사가 가장 처음 묻는 말이 뭐죠? "어디 불편해서 오셨어요?", "어디가 아파서 오셨어요?" 좀 불친절한 의사는 "왜 오셨어요?"라고 물어요. 그런데 답이 "제가 3일 전에 이사를 했거든요……" 하고 나오기 시작하면 그때부터 의사는 답답해지기 시작합니다. 피부병 진단은 의사의 육안으로 하는 거지, 히스토리(환자의 과거 역사)로 하는 게 아니에요. 병변이 눈에 안 보이니까 CT를 찍고 내시경을 하고 MRI를 찍어서 보려고 하는 거죠. 피부병은 환자가 보여만 주면 그냥 눈으로도 한 번에 다 보입니다. 환자는 몸이 가려워서 병원을 찾은 건데, 이미 이사 후에 발생한 새집증후군으로 자신의 피부가 가렵다고 예단을 하고 있는 거죠. 실제 임상에서 새집증후군으로 가려움증이 발생한 경우는 거의 찾아볼 수 없어요. 다른 원인으로 피부가 가려운 경우가 많죠. 가려움증의 원인을 정확히 찾으려면 증상이 있는 부위를 의사가 직접 육안으로 관찰해야만 합니다. 그런데 환자는 이사 후에 가려움증이 생겼다는 말만 되풀이합니다. 의사가 어디가 불편해서 왔는지 물으면, 질문에 맞게 답하는 게 먼저입니다. "허벅지가 가려워서 왔습니다", "여기 물집이 잡혀서 왔습니다", "항문 주변에 보여드리기 민망한 부위에 뭐가 툭 튀어 나와 있는데요" 등등.

피부과 의사에게 이렇게 물어보세요.
정확한 병명은 무엇인지,
치료에 쓰는 약제에 부작용은 없는지,
예후는 어떻게 되는지를요.
이 정도 질문을 하는 똑똑한 환자라면
의사는 4,000원만 받아도
기꺼이 설명을 다 해줍니다.

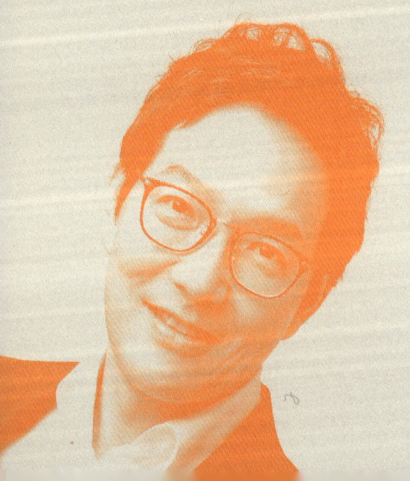

앞으로는 병원에 갈 때 메모지에 이렇게 적어가세요. 첫째, 내가 병원에 어디가 불편해서 가는지 불편한 증상을 적습니다. "제가요, 한 달 전에 저기 아파트로 새로 이사를 갔는데……" 이렇게 말이 나가면 안 됩니다. 둘째, 증상이 언제부터 그랬는지 정확히 며칠, 몇 주, 몇 달을 기억해서 써 가세요. "가렵기는 이사 후부터 가려웠는데……" 이 정도까지 동문서답이 오가면 의사가 환자와 대화를 포기하게 되죠. 의사는 환자가 언제 이사했는지도 모르고 궁금하지도 않아요. 진단에 아무 도움이 안 되니까요. 의사가 환자에게 질문하는 내용과 순서는 거의 정해져 있습니다. **"어디 불편해서 오셨어요? 언제부터 그랬어요? 다른 데 더 불편한 곳은 없어요?"** 질문에 정확한 대답을 하면 이 환자와는 대화가 된다 싶으니까 의사도 설명이 줄줄 나옵니다.

다음은 환자로서 의사에게 물어볼 것들이 메모지에 적혀 있어야 돼요. 첫째, 정확한 병명은 무엇인지, 그러면 진단이 확실한 경우라면 병명을 바로 알려주겠지만 진찰만으로는 진단이 안 될 경우 "검사 결과를 보고 말씀 드리겠습니다"라는 대답을 듣겠죠. 그렇더라도 병명에 대한 질문은 꼭 해야 해요. 둘째, 치료에 쓰는 약제에 부작용은 없는지 꼭 물어봐야 합니다. 그럼 의사는 '이 사람에게는 할 이야기가 되게 많구나' 하고 느껴요. 그러나 기분이 나쁘지는 않아요. 말이 되는 사람하고 이야기를 하는 거니까요. 셋째, 예후는 어떻게 되는지 물어보세요. 그리고 마지막으로, 예방법 혹은 조심해야 할 게 없는지까지. 이 정도의 질문을 하는 똑똑한 환자라면, 의사는 4,000원만 받아도 기꺼이 설명을 다 해줍니다.

그리고 여성분들, 발에 피부병이 생겨 피부과를 찾을 때 제발 까만 팬티 스타킹에 긴 부츠 신고 오지 마십시오. 완전 무장을 하고 와서는 발에 뭐가 생겨서 간지러우니 약을 달라고 해요. 대체 발에 뭐가 생긴 건지 봐야 약을 처방할 수 있지 않겠습니까? 그래서 "보여주세요" 하면 "부츠 벗기가 힘들어요" 합니다. 그럼 제 답변은 하나예요. "보여줄 준비가 되면 다시 들어오십시오." 물론 환자는 무좀이니까 무좀 치료제를 처방 받을 거라고 기대를 하고 왔겠지만 발에 생기는 피부 질환이 무좀 한 가지뿐은 아니죠. 그리고 정확한 진단을 위해 의사가 필요한 거지, 단순하게 약을 처방하기 위해 의사가 있는 것은 아닙니다. 어떤 질환이 있어서 병원을 찾을 때는 진찰 받기 편한 복장에 가볍게 양말을 신고 그 외에도 가능한 한 빨리 병변을 보여줄 수 있는 준비를 해야 합니다. 약 타러 왔으니 약 처방이나 주면 되지 않냐고 하지 마세요. 의사가 진단을 해야 처방전을 주지 않겠습니까? 의사가 3분밖에 진료를 안 해준다고 불평하지 마세요. 3분 이상 할 이야기가 없는 걸 어떡합니까? 30분간 이야기 듣고 싶으면 30분간 설명 들을 질문을 가지고 오면 됩니다.

정보는 많아도 그릇된 정보가 넘쳐나는 세상에서 가장 좋은 건 '나는 모른다'는 걸 전제하고 병원에 오는 겁니다. 잘못 알면서 안다고 생각하고 오는 게 가장 힘들어요. 우리가 소크라테스가 한 말로 알고 있는 '너 자신을 알라'는 정확히는 '너의 무지를 알라'는 말입니다. 피부과를 가든 다른 병원을 가든 병원을 방문하는 목적은 정확한 정보를 얻고 질병을 치료하기 위한 거지, 단순히 약 처방을 받으러 가는 건 아니잖아요. 정확한 정보를 얻고 그에 맞게 치료를 하고 노력해야 병이 나아요. 그저 "약 주세요"가 아니라는 겁니다.

제 병원에 오는 사람들 중에 이런 말을 하는 분도 있어요. "아니 이 병원은 왜 약을 안 줘요?" 약도 사려면 돈이 드는데 필요 이상으로 왜 그렇게 많이 가져가려고 합니까? 물론 예전에 의료보험이 안 되던 시절에는 병원에 가기도 힘들고 약 쓰기도 어려운 때가 있었어요. 그래서 '우리 부모님은 약도 한 재 제대로 못 써보고 돌아가셨다'는 한을 가진 분들도 많았죠. 그러나 문제는 시대가 바뀌었는데도 그 생각이 대물림되어서 사람들이 약을 타러 병원에 온다는 겁니다. 저는 손에 습진이 걸려 온 사람은 어지간해서는 약을 안 주려고 해요. 그냥 집에 가서 보습제만 잘 바르고 하루에 손은 세 번 정도만 닦으라고 설명해줍니다. 약을 안 써도 일주일이면 자연적으로 회복이 됩니다. 그런데 처방전도 안 주면서 4,000원이나 받는다고 뭐라고 하는 사람도 있어요. 또 어떤 환자는 알아들을 때까지 설명하려면 20, 30분씩 걸리기도 해요. 밖에 환자들은 밀리고, 간호사들은 애가 타서 문을 열었다 닫았다 하죠. 그러면 제가 농담 삼아 그럽니다. **"당신은 지금 4,000원만 계산을 하고 갈 텐데, 당신이 나에게서 얻은 정보는 제강의료로 따지면 400만 원은 될 겁니다."**

이러니 우리나라에서 소프트웨어 산업이 어렵다는 생각이 드는 거죠. 저는 음악이든 영화든 다 제값을 주고 듣고 봅니다. 안 그러면 누가 애써서 소프트웨어를 개발하고 콘텐츠를 만들겠어요? 모든 국민이 음악을 정당한 값을 내고 듣는 나라가 되어야 우리나라도 콘텐츠 강국이 될 수 있을 거라 생각해요. 의사를 만나 진료를 받았다면, 처방전이 없어도 진찰비는 기분 좋게 내세요. 그리고 온라인상에 유통되는 검증 안 된 공짜 정보에 현혹되지 마시고 가까운 병원 전문의의 책임 있는 설명을 믿으세요.

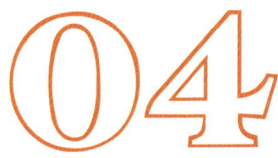

04
해 뜰 때 맞춰 일어나는 숙면 계산법

"

정상적인 사람이 잠자리에 들어야 되는 시간은 밤 10시에서 11시입니다. 보통 6~7시간을 잔다고 하면 이때 잠들어서 짧게 자는 사람은 아침 5시, 길게 자는 사람은 6시에 일어나면 되죠. 이게 사람이 정상적으로 자고 깨는 시간입니다. 만약 평균 수면 시간이 7시간인 사람이 새벽 1시에 자고 아침 8시에 일어난다고 합시다. 본인은 7시간을 충분히 잤다고 생각하겠지만 이건 틀린 생각입니다. 수면 시간은 밤 10~11시에 자는 것부터 유효하기 때문입니다. 즉, 시간의 길이로는 7시간을 잤다고 해도 늦어도 밤 11시부터 시작되어야 할 수면 시간이 새벽 1시에 시작되었으니까 그 사이의 2시간은 진짜 수면 시간으로 인식되지 않는 거예요. 결국 이 사람은 최종적으로 5시간을 잔 게 됩니다. 그러니까 새벽 1시에 자서 뇌가 느끼는 7시간의 수면 시간을 채워주려면 아침 10시까지 자야 뇌가 겨우 충분히 잔 것으로 생각한다는 겁니다. 자야 할 시간대를 마음대로 뒤로 미뤄놓고 잘 만큼 잤다고 생각하지 말라는 거예요. 그런데 작정을 하고 스스로 자기를 그렇게 만들 수는 있어요. 예를 들어 누군가 평생 밤에 일을 해야 하는 특별한 직종에 종사한다고 하면 자기의 리듬을 완전히 그렇게 바꿔야 돼요. 낮에 잘 때도 완벽히 빛을 막고 소음을 차단해서 밤에 자는 듯한 환경을 만들어 주면 조금 낫습니다. 그래야 우리의 뇌가 적응을 할 수 있지, 마음대로 들쑥날쑥 조정을 하면 건강을 다 해칩니다. 미인은 잠꾸러기가 아니라, 미인은 '제때' 자는 사람이에요. 그래서 완전히 잠이 드는 시간은 '늦어도 밤 11시'를 지키는 것이 가장 좋습니다. 그런데 우리나라는 가장 재미있는 방송이 밤 11시부터 하죠. 저는 이것도 우리나라 국민의 건강을 위해서는 틀렸다는 거예요. 시간대가 다 앞으로 당겨져야 합니다.

그리고 아침에 휴대폰의 알람 없이 저절로 눈이 떠져야 질 좋은 수면을 한 거예요. 예를 들어 내일 아침 6시에 약속이 있다고 해요. 밤 9시, 10시에 잠자리에 들면서 그 시간에 못 일어날 것을 걱정할까요? 밤 10시에 자면 아침 6시 전에 등이 배겨서라도 일어나게 돼 있어요. 8시간을 누워 있기가 쉽지 않거든요? 그런데 밤 12시, 1시에 자면서 새벽 5시에 일어나려면 알람을 두 개는 해 놓아야죠, 불안하니까. 그러면 자는 동안에도 마음이 긴장을 하겠죠? 푹 잘 수 없게 되는 거예요. 제가 새벽 골프를 치는 걸 안 좋아하는 이유가 잘 때 불안하기 때문이에요. 골프가 그렇게까지 해서 할 일은 아니라는 거죠.

질 좋은 수면을 하고 나면 아침이 정말 가뿐합니다. 숙면을 위해서는 잠자리에 드는 시간도 중요하지만 눈을 뜨는 시간도 중요한데요, 해가 뜨는 시간에 맞춰 눈을 뜨는 게 가장 좋습니다. 인류는 명백하게 낮에 활동하는 주행성으로 진화됐기 때문이죠. 사람이 '빨주노초파남보'의 무지개 색을 구별하는 능력이 있는 것만 봐도 낮에 활동하도록 진화되었다는 것을 짐작할 수 있습니다. 겨울이면 저는 일출 시간인 7시에 일어나요. 그럼 7시에 눈을 떠야 하니까 역산을 해서 7시간을 잘 거면 밤 12시, 8시간을 잘 거면 밤 11시에 자요. 여름에는 해가 새벽 5시쯤 뜨는데, **해가 뜨면 시상하부에서 자외선을 인식하면서 뇌가 각성 상태로 변하기 때문에 더 누워 있어봤자 몸이 더 처지기만 할 뿐 건강에 도움되는 게 없어요.** 완벽하게 햇빛을 차단하고 좀 더 잔다 해도 생체에 각인된 리듬이 쉽게 변하지는 않죠. 그래서 여름엔 좀 더 일찍 잠자리에 들어요. 몸이라는 게 수백만 년 동안 진화된 산물이기 때문에 해가 뜨는 시간, 해가 지는 시간에 맞춰 매일의 리듬과 연간 리듬 등이 이미 저장돼 있어요. 따라서 그것에 근접해서 사는 게 좋지요. 그래서 여름에 새벽 5시에 일어나려면 밤 10시에는 잠자리에 들어야 합니다. 지금까지 수면 리듬을 지키며 살지 못했다 해도 당장이라도 수면 패턴을 정상적으로 바꾸면 몸은 살아 있으니까 언제든 건강한 리듬으로 되돌아갈 수 있어요. 그렇게 잠 자는 시간, 눈 뜨는 시간에 맞춰 규칙적으로 매일매일 해야 할 일을 나눠 하면서 살면 우리 몸은 스트레스를 받지 않게 될 겁니다.

05

자외선 차단제
가장 현명한 발명품

"

피부 노화를 예방하기 위한 첫 번째 방법은 자외선 차단제를 사용하는 것입니다. 골프나 등산, 야외 물놀이를 즐기는 사람들 중에 자외선 차단제를 바른 사람과 안 바른 사람은 한 시즌이 지나고 나면 피부 노화의 정도에서 확연히 차이가 나요. 젊으니까 괜찮다고 생각하는 20~30대 분들, 2~3년 만에 피부는 금방 늙습니다. 비유를 하자면 피부는 흰 실크 블라우스나 흰 와이셔츠라고 생각하면 돼요. 입으면서 관리를 잘 하면 오랫동안 깨끗하게 입을 수 있지만 이런 옷을 입고 야외에 나가서 뛰고 돌아다니면 금세 때가 타고 옷감이 망가지겠죠. 피부도 똑같아요. 따라서 피부를 관리하는 가장 좋은 방법은 자외선 차단제를 열심히 바르는 것입니다.

다음으로 피부 노화를 막고 젊은 피부를 오래 유지하는 방법은 전신의 건강이 좋아야 한다는 겁니다. 담배는 끊고 술은 멀리해야 합니다. 일찍 자고, 하루에 한 시간은 운동하고, 세 끼 식사는 규칙적으로 해야 합니다. **속이 늙으면 껍데기도 같이 늙습니다.** 피부과는 내과에서 떨어져 나온 전문 분야로서 서로 밀접한 관계가 있습니다. 피부에 뭔가 많이 발라주면 피부가 좋아질 것 같죠? 뭐든 잘 먹어야 피부도 좋아집니다. 뿌리에 영양을 공급해야 나무가 잘 자라지, 잎사귀에 비료를 바른다고 나무가 무성해질까요? 피부도 나무의 생리와 똑같아요. 뿌리를 통해 나무에 영양분이 공급되듯이 피하지방과 진피에 있는 혈관들을 통해 피부에 영양분과 산소가 공급되는 겁니다.

전신 노화와 피부 노화는 비슷한 속도로 진행됩니다. 다만 피부 노화는 전신적인 노화와 달리 자외선에 의한 '광노화'가 추가로 작용합니다. 피부가 빨리 늙는 것이 싫다면, 피부가 자외선에 노출되는 것을 막아야 한다는 거죠. 그럼 자외선 차단제의 양은 한 번에 얼마나 발라야 할까요? 일단 노출되는 부위는 전부 다, 눈사람처럼 보일 정도로 하얗게 발라야 합니다. 여름에도 야외 활동을 할 때는 되도록이면 긴팔 옷을 입고, 장갑을 끼고, 우산도 쓰는 게 좋아요. 양산보다 두터운 우산이 자외선을 훨씬 더 잘 막습니다.

자외선 차단제 고르는 기준은 일단 '가격'입니다. 하루 이틀 쓰는 것도 아니고, 눈사람처럼 바르려면 양도 많이 드니까요. 비싼 거 사서 아끼면서 바르느니, 싼 거 사서 듬뿍 바르는 게 좋습니다. 자외선 차단제의 성분은

'화학적 자외선 흡수제(chemical absorbor)'와 '물리적 자외선 반사제(physical refractor)'의 두 가지로 나뉘는데, 화학적 흡수제는 무색이어서 발라도 원래 피부보다 조금 더 번들거릴 뿐 거의 표시가 안 납니다. 자외선이 들어오면 흡수제 분자가 자외선을 잡아먹고 자신은 분해되면서 자외선을 막는 원리예요. 모든 스프레이 타입의 자외선 차단제는 이 성분으로만 만들어지죠. 물리적 반사제는 자외선을 반사시켜 피부에 자외선이 닿지 못하도록 하는 원리입니다. 이 제형은 피부에 발랐을 때 피부가 희게 보이는 백탁 현상을 일으키는데, 특히 남자들은 이 물리적 반사제가 들어간 자외선 차단제를 바르고 로션 바르듯이 열심히 문질러요. 그런데 백탁 현상은 문지르면 문지를수록 더 심해집니다. 그래서 가끔 친구들에게 설명해줍니다. "좀 밥맛 없어 보이더라도, 남자도 이렇게 '톡톡' 하면서 여자들이 화장하듯이 두드려 발라야 하는 거야." 대개 시중에 유통되는 자외선 차단제는 이 두 가지 성분이 적당하게 혼합되어 있어서 가볍게 두드려 바르면 일반 로션보다는 피부가 조금 더 하얗게 보이는 정도로는 바를 수 있습니다.

자외선 차단제를 고르는 두 번째 기준은 '오늘 갈 곳'입니다. 출근하는 길이면 자외선 차단 지수(SPF, Sun Protection Factor)가 20 정도면 충분하고요, 등산을 간다면 SPF 30~40, 백사장이 있는 해변이나 골프장, 암벽등반을 한다면 바위나 모래에 의해 자외선이 반사되어 피부가 받는 자외선 양이 두 배로 강해지니까 SPF 50 정도는 필요합니다. 형광등 아래에만 있어도 피부가 탄다고요? 새빨간 거짓말입니다. 물론 낮에 창문으로 햇빛이 들어오는 곳에서 형광등 아래에 있으면 피부가 타겠죠. 형광등 때문이 아니고 햇빛 때문에! 인공 조명에는 자외선이 전혀 없어서 이로 인해 피부가 타지는 않습니다. 이미 앞서도 여러 번 반복해서 말했는데, 인터넷에서 접하는 피부 정보들의 대부분이 왜곡, 과장, 거짓이에요. 인터넷에서 오롯이 믿을 수 있는 것은 피부과 전문의의 홈페이지에서 본인의 실명으로 올린 설명뿐입니다.

지난번 등산을 갈 때 자외선 차단제를 깜빡 잊고 안 발랐더니 저도 콧잔등에 까만 것이 올라왔어요. 딱 하루 만인데. 물론 오래전부터 자외선이 피부에 누적된 것이 있었을 테고 이번에 방심한 기회를 타서 올라올 잡티가 확 다 올라온 거라고 봐야죠. 이걸 없애려고 하면 지금으로부터 몇 달간 고생을 해야 합니다. **깨끗한 피부를 갖고 싶으면 매일 자외선 차단제를 열심히 발라야 한다고 이야기하는 이유가 단 하루 만에도 이렇게 잡티가 올라올 수 있기 때문입니다.** 저는 평소에도 자외선 차단제를 정말 열심히 발라요. 그러니까 50대 중반에도 피부를 이 정도 유지하며 살죠. 자외선 차단제는 바르는 즉시 자외선 차단 효과가 있으니까 깜빡 하고 바르지 않고 나왔다면 나가서라도 바르는 게 안 바르는 것보다 훨씬 낫습니다. 실외 운동을 할 때에는 두 시간마다, 실내 생활을 하는 경우에는 하루 두 번, 메이크업 했을 때는 자외선 차단 성분이 들어 있는 BB크림 등을 추가로 바르면 좋습니다.

06

1년에 200번 산을 타다

"

1년에 200번 산에 오르려면? 1년이 52주니까 일주일에 네 번씩 산에 가면 됩니다. 10년 전쯤인가 연말에 4명의 절친한 등산 동료와 송년회를 하다가 의기투합이 돼서 1년 동안 200회 산행하는 것에 도전하기로 했어요. 그러고는 다음 해 1월 1일부터 바로 시작을 했습니다. 월, 수, 금, 일요일을 정기 산행일로 정하고 만나는 장소는 북한산 입구 '이북5도청' 앞으로 정했죠. 평일이어도 새벽 시간이라 30분이면 출발지에 도착할 수 있어서 출근 전 새벽 5시부터 북한산을 오르기 시작하죠. 북한산엔 등산로가 200개가 넘기 때문에 등산로만 달리하면 같은 산이어도 매번 색다른 재미가 있습니다. 그리고 산은 매일 변하잖아요. 눈이 왔다가, 꽃이 피었다가, 녹음이 푸르렀다가, 낙엽이 지는 사계절의 변화를 느낄 수 있어서 매일 같은 쌀밥을 먹어도 반찬은 달리 먹는 것과 같죠. 그렇게 하면서 198번까지 산행을 했지만 결국은 200번을 다 채우지는 못했습니다. 함께 시작한 4명 중 단 한 명만 성공을 했죠. 1년에 200번 산을 타는 건 평일에 세 번을 가야 하기 때문에 정말 힘들어요. 그러나 1년에 100번 가는 건 그리 어려운 일은 아닙니다. 평일에 하루, 주말에 하루면 되니까.

평일 아침 산행에는 김밥도 하나 없이, 물 한 병만 들고 그냥 갑니다. 5시에 오르기 시작해 2시간 정도 산행을 하고 7시에는 내려와야 아침을 먹고, 씻고 출근복으로 갈아입고 출근을 할 수 있으니까 조금도 지체할 틈이 없어요. 그리고 산은 빨리 올라야 운동이 됩니다. 이렇게 다니면 체력이 정말 좋아지고 다리가 돌덩어리같이 단단해져요. 그때가 40대 중반이었는데 아마 제 인생에서 가장 힘이 넘치던 때가 아니었나 싶어요. 유전병을 앓지 않는 한 대개 근육과 관절은 자기가 운동하는 만큼 단련이 됩니다.

등산을 하려면 무엇보다 등산화와 등산 양말만큼은 좋은 것으로 챙겨야 합니다. 등산화를 신는 것과 일반 운동화를 신고 산에 오르는 것은 걷는 속도와 시간에서 차이가 많이 나요. 그렇다고 등산화를 비싸거나 유명 브랜드를 고르라는 말이 아니라, 기능이 좋은 걸 사라는 거예요. 특히 겨울에는 등산복도 중요한데, 땀은 잘 빠지면서도 체온은 잘 유지해주는 것이 좋아요. 청바지 입고 산에 가는 건 바보짓입니다. 땀 나서 척척 달라붙기 시작하면 바로 저체온증에 빠질 수 있어요. 그리고 산에 갈 때는 먹을 걸 충분하게,

맛있는 것을 많이 챙겨 가는 것이 좋습니다. 처음부터 산만 오르면 힘들고 재미가 없지만, 맛있는 것을 많이 싸 가지고 가서 경치 좋은 데 없나 휘휘 둘러보다가 전망 좋은 곳에서 놀다 오면 산이 좋아지고, 산이 좋으면 자주 가게 돼 있어요. 그렇게 산이랑 친해지면 정상에 올라보고 싶어지기도 하고요. 처음부터 '꼭 어디까지 올라가야겠다', 그럴 필요가 없습니다. 여름이면 여름, 겨울이면 겨울, 산은 가는 곳마다 경치 좋은 곳이 참 많아서 자신의 체력이 되는 만큼, 갈 수 있는 만큼만 가면 됩니다. 괜히 무리했다가 집에 와서 다리 아프다고 끙끙거리면 다신 안 가고 싶잖아요. 수학을 처음 배울 때 더하기, 빼기부터 배우다가 차근차근 단계를 밟아 미적분도 알게 되죠? 등산도 똑같아요. 편하게 즐겁게 시작해보세요.

서울에서 살다 보면, 살수록 느끼는 게 참 복 받은 도시라는 거예요. 시내버스 타고 30분만 가면 어디나 오를 만한 산이 있고, 시내 한복판에서 수상스키와 요트를 즐길 수 있는 곳은 세계에서 서울밖에 없을 겁니다. 서울은 산이 많아서 시야가 답답하고 교통이 불편하다고들 하는데, 산이 많은 곳일수록 이용할 수 있는 땅이 넓은 거예요. 땅이 울퉁불퉁하면 평지보다 표면적이 넓어서 사람이 몇 배는 더 살 수 있죠. 창자가 꾸불꾸불하니까 접촉면이 넓어서 영양분을 많이 흡수하잖아요. 그래서 서울이 이 정도 면적으로 1,000만 시민을 다 품을 수 있는 건지도 모르죠. 우리나라는 면적의 70%가 산이잖아요. 그렇게 보면 대한민국은 아직 땅이 넓으니까 사람이 더 늘어도 되겠네요.

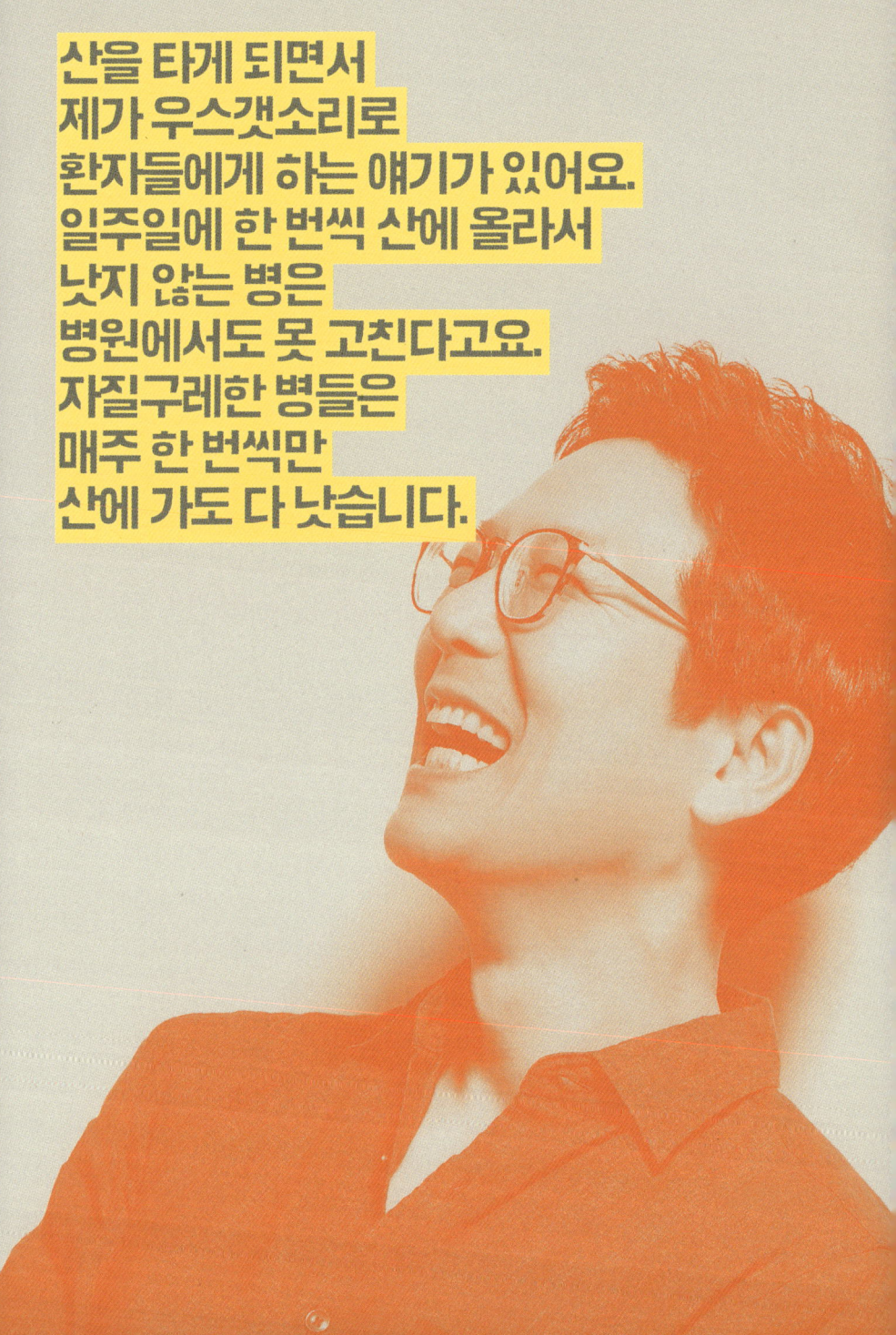

서울만 해도 등산하기 좋은 산이 북한산, 도봉산, 사패산, 관악산, 삼성산, 청계산, 수락산, 불암산, 검단산, 운길산 등 스무 개가 넘어요. 산을 신체에 비유해서 골산(骨山)과 육산(肉山)으로 나누는데, 돌은 뼈에, 흙은 살에 비유하여 붙인 이름입니다. 돌이 많은 골산은 이름에 '악(岳)'자가 붙고, 육산의 경우 흙이 많고 펑퍼짐한 모양이죠. 골산은 관절이 좋지 않은 사람은 피하는 게 좋고, 햇살을 가려주는 숲이 적기 때문에 자외선 차단에 특별히 신경 써야 합니다. 관절이 약하거나 흰 피부를 가진 분들은 숲이 울창한 육산인 청계산이나 검단산이 좋아요.

산에 갈 때, 특별히 날 잡아서 간다고 생각하면 못 가요. 그냥 시간이 날 때 아무 때나 가면 됩니다. 사람들은 공부하고 돈 버는 데는 부지런하지만 자기 몸을 관리하는 데에는 참 게을러요. 김영삼 전 대통령이 한 말씀 중 의사들이 크게 공감하는 말이 있죠. "머리는 빌릴 수 있어도 건강은 못 빌린다." 물론 등산을 한다고 반드시 건강해진다는 보장은 못해요. 그렇지만 꾸준히 등산을 하면 몇 살을 살더라도 죽는 날까지 힘차게 능동적으로 살 수 있을 겁니다.

저도 처음 산에 가게 된 계기가 몸이 너무 안 좋아서였어요. 30대 초반에 개원을 하고 병원이 자리를 잡을 때까지 2년 정도 스트레스를 엄청나게 받았지요. 잠은 서너 시간밖에 못 자고, 종일 환자들 진료하고 저녁엔 다시 각종 방송 촬영과 원고를 쓰느라 에너지가 방전된 거예요. 병원이 조금씩 자리를 잡으면서 한숨을 돌리는데, 어느 날 아침 온몸에 힘이 하나도 없어서 난생 처음으로 며칠 쉬어야겠다는 생각이 들더라고요. 쉬면서 하루는 북한산 등산로 입구에 있는 맛있는 고깃집이 생각나서 갔죠. 고기를 실컷 먹고 나서 주위를 둘러보니까 등산로가 잘 만들어져 있더라고요. 소화도 시킬 겸 해서 구두를 신고 산 중턱까지 갔어요. '아, 기분 좋네, 공원이랑 다르다?' 그 정도 느끼고 돌아왔는데, 자고 났더니 다음 날 몸이 개운한 거예요. 쉬어서 그런 건지, 고기를 먹어서 그런 건지, 산에 갔다 와서 그런 건지 알 수는 없었어요. 그 다음 날, '제대로 한번 산에 올라가 보자'고 운동화를 신고 또 갔습니다. 겨울이라 땅이 얼어서 엉금엉금 기어서 내려왔어요. 그랬더니 다음 날에는 몸이 더 개운한 거예요. 그래서 '등산이 운동장에서 하는 운동하고는 차원이 다른 무언가가 있나 보다'라는 생각이 들었죠. 그때까지는 제가 산에 그렇게 자주 갈 거라고는 생각해 본 적이 없었어요. 오히려 '대체 번거롭게 먼지를 뒤집어쓰면서까지 왜 산에를 가?' 그랬다니까요.

그때부터 10년 정도 참 열심히 산에 다녔어요. '꽃 피는 봄이 되면 더 자주 가야지' 한 게 '일요일마다 매주 가자'가 되더니, '1년에 100번은 가자, 아니 200번 가는 사람도 있다는데?'까지 발전하게 됐습니다. 지리산 1박 2일 종주, 덕유산 무박 종주, 하루에 북한산부터 도봉산, 사패산, 수락산, 불암산까지 서울의 북쪽을 한 바퀴 도는 불수도북 종주, 북한산 12대문 종주를 하고, 백두대간까지 도전하게 된 거예요. 산을 타게 되면서 제가 우스갯소리로 환자들에게 하는 얘기가 있어요. '일주일에 한 번씩 산에 올라서 낫지 않는 병은, 병원에서도 못 고친다.' 웬만한 자질구레한 병들은 매주 한 번씩만 산에 가도 다 나아요. 아주 어려운 병 빼고 당뇨, 고혈압, 불면증, 우울증 등 딱 부러지는 답도 없으면서 사람 괴롭히는 질환들은 대개 다 나아요. 끊임없이 약 챙겨 먹는 사람들에게 제가 추천하는 게 매주 한 번씩만 산에 가라는 거예요. 대한민국 국민들이 매주 한 번씩만 산에 가면, 의료보험료가 지금의 절반 수준으로 떨어질 겁니다.

제가 만일 의료보험과 관련한 정책 결정권을 갖고 있다면, 첫째, 흡연의 유무에 따라서 담배 안 피우는 사람은 경감을 해주든, 담배 피우는 사람에게 보험료를 올리든 의료보험료에 가중치를 줄 겁니다. 모발 검사를 하면 이건 바로 나오거든요. 둘째, 전국 주요 도시의 산 정상에다 국민건강보험공단 직원을 배치해 두고 등산을 오는 사람들에게 올 때마다 확인 도장을 찍어주도록 할 겁니다. **1년에 50번 이상 확인 도장을 받은 사람에게는 의료보험료를 낮춰주는 거예요. 그런 사람은 병원을 이용할 일이 거의 없으니까요.** 등산이 그 정도로 건강에 좋은 효과를 준다는 거예요. 그러니 국민 전체의 총의료비 지출이 줄어들겠죠? 앞에서도 말했듯이 운동은 종류별로 골고루 해야 하는데, 심폐 기능을 좋게 하는 유산소 운동과 근육을 만드는 웨이트 트레이닝까지 산에 가면 한 번에 전부 다 됩니다.

07

최소 비용, 최대 효과
가장 스마트한 레이저 활용법

"

레이저 장비들이 좋아지면서 흉터나 주름 같은 고민을 가진 환자들이 예전보다는 편하게 치료 효과를 누릴 수 있게 되었어요. 피부 재생 레이저 치료는 남녀노소를 막론하고 누구나 받을 수가 있는데 시술 효과는 역시 재생력이 좋은 젊은 피부일수록 큽니다. 그리고 아무리 상처가 개선되고 흉터가 나아져도 원래의 자기 피부처럼 감쪽같이 되는 건 아니니까 100% 만족이라는 건 없다고 봐야 합니다. '원래대로 복원하는 것!' 그런 기대는 애초부터 하지 않는 게 낫습니다. 여드름 흉터이든 다른 수술 자국이든 원래 피부 상태의 절반 정도로만 되돌릴 수 있어요. 흉터 복원 레이저 치료는 한 달 간격으로 5회 정도 반복했을 때 효과를 확인할 수 있는데, 이후로 더 반복하면 조금 더 나아질 수는 있지만 복원되는 정도가 그리 크지는 않아서 비용 대비 만족도가 떨어집니다. 레이저 시술 후 피부가 재생되는 기간은 4주 정도입니다. 그래서 레이저 치료를 한다고 하면 한 달에 한 번씩 최대 다섯 번까지 해보고 치료 결과에 대해서는 그 정도에서 만족하는 것이 좋아요. 제가 강조하는 건 큰 기대를 하는 사람은 레이저 시술을 받지 말라는 거예요. 기대를 크게 하지 말고, 조금 나아지는 것만으로도 만족할 수 있다면 돈을 들여도 아깝지 않겠죠. 그래서 피부 미용 치료는 빚을 내서 할 일도 아니고, 곗돈 타서 할 일은 더욱 아닙니다. **미용 시술은 '이 정도는 내 피부에 투자를 하겠다'는 여유로운 마음으로, 여윳돈으로 받는 겁니다.**

레이저는 점, 검버섯, 잡티 등을 '제거'하는 것과 앞서 말한 여드름 흉터나 수술 자국 등 망가진 피부를 '복원'하는 것으로 나뉩니다. '스타룩스-1540' 레이저는 1540나노미터(nm)의 파장을 사용해서 파인 흉터나 넓어진 모공을 치료하기 위해 주로 이용되는데, 눈가 잔주름도 같이 치료할 수 있는 기능이 있죠. 스타룩스 레이저를 피부에 쏘이면 피부 깊숙한 곳까지 레이저가 침투하여 눈에 안 보이는 미세한 구멍을 피부에 뚫어줍니다. 그 구멍을 채우기 위한 피부 재생 과정이 활성화되면서 파인 흉터나 넓은 모공 또는 잔주름이 개선되는 원리를 이용한 치료법이죠. 시술을 하고 나면 피부가 약간 붉어지기는 하지만 가벼운 메이크업으로 감쪽같이 시술 부위를 가릴 수 있고, 또 2~3일 지나면 홍반이 사라집니다. 이 레이저는 시술 후 일상생활에 거의 지장을 주지 않는다는 게 큰 장점이에요.

나이가 들어가면서 피부의 탄력이 떨어지고 전체적으로 처지는 느낌이 들 때에는 피부에 직접 열을 가해서 진피를 재생시키는 방식으로 치료를 합니다. 진피 전층에 열을 가하면 진피의 주성분인 콜라겐이 오그라들어서 피부 리프팅이 되는 거예요. 열을 가하는 방식이 고에너지 광선(타이탄)인지, 초음파(울세라)인지, 고주파 전기(서마지)인지에 따라 장비가 세 종류로 나뉩니다. 장비가 고가다 보니 병원마다 세 종류를 모두 갖출 수는 없고 효과를 더 중시하는지, 부작용을 더 조심스러워하는지, 의사의 취향에 따라 선택하는 장비가 달라지게 됩니다.

사실 레이저라는 장비는 늘 사고의 위험성을 가지고 있습니다. 경험 없는 비전문의가 잘못 쓰면 큰 사고가 날 수도 있으므로 피부과 전문의가 피부질환 별로 적절한 레이저를 선택해 시술하여야만 만족스러운 치료 결과를 얻을 수 있습니다. 일명 '피부 다리미'라고 불리는 타이탄 치료기는 고에너지 광선을 이용해 진피 깊은 곳에 적당히 열 손상을 가해 굵은 주름을 펴주고 모공을 좁히는 기능이 있어요. 양복이나 실크 등의 동물성 섬유로 만들어진 천은 다리미로 열을 가해주면 주름이 펴지잖아요. **우리 피부의 콜라겐도 단백질 성분이라 피부에 열을 가하면 주름살이 펴지는 겁니다.** 타이탄 팁에는 특수한 냉각장치가 있어서 접촉하는 피부 표면을 차게 만들어 피부 표면은 열 손상을 받지 않도록 설계되어 있으면서 진피에만 적절한 열 손상을 유도해요. 이 장비의 장점은 부작용이 거의 없다는 겁니다. 다만 시술 도중 타이탄 팁이 피부에서 떨어지면, 피부 표면 냉가이 안 돼서 부분적으로 1도 화상을 입을 수 있어요. 그래서 이 시술을 할 때면 의사가 시술 과정 내내 긴장을 하고 있어야 해요. 팁이 항상 피부에 딱 붙어 있어야 하니까요.

10여 년 전, 이 시술 장비가 처음 만들어졌을 때 테스트 목적으로 제 얼굴의 반쪽에 직접 시술을 받아보았죠. 2개월 뒤 얼굴 좌우의 주름과 탄력도가 명확하게 달라지는 것을 경험하고서 장비를 구입했어요. 드라마틱하지는 않지만 두 달 정도 지나면서 최대의 효과를 보이면서 팔자 주름과 표정 주름도 어느 정도 좋아지고, 리프팅 효과 때문에 처진 주름도 만족스럽게 좋아집니다. 치료의 지속 효과는 지금 제 얼굴의 좌우 차이가 10년째 유지되는 것으로 봐서 10년 정도는 간다고 생각해도 되겠습니다. **드라마틱한 리프팅 효과나 주름 개선 효과를 원한다면 성형외과적인 방법으로 얼굴 피부 전체를 팽팽히 잡아당겨야 합니다.** 타이탄 시술처럼 일상생활에 지장이 없는 보존적인 치료를 받으면서, 성형외과 수술과 같은 드라마틱한 치료 효과를 기대하면 곤란하죠. 레이저 치료를 선택할 때는 효과도 중요하지만, 부작용이 생길 확률이 낮은 치료법을 선택하는 것이 훨씬 중요합니다. 효과가 좋은 레이저는 반대로 부작용이 생길 확률도 높고, 일단 부작용이 생기면 심각한 수준일 수 있거든요. 주식 투자처럼 레이저 시술도 '하이 리스크, 하이 리턴(high risk, high return)'이라고 생각하면 맞습니다.

제네시스 레이저는 얼굴에 홍조가 있거나 모공이 넓어진 경우에 유용하게 사용되는 치료 장비로, 물이나 멜라닌 색소 혹은 혈관에 흡수되어 진피에 열을 전달하게 됩니다. 이 레이저를 피부에 반복적으로 쪼이면 진피에 전달된 열에너지를 통해 혈관이 수축되어 홍조가 좋아지고, 콜라겐이 재생되어 모공도 좁아집니다. 그리고 여드름 치료 후에 남는 붉은 자국도 좋아지고 피부 톤을 맑게 해주는 등 다양한 효과를 기대할 수 있습니다.

'**탄산가스(CO_2) 레이저**'는 용도도 다양하고 효과도 좋아서 피부과에서 가장 많이 이용되는 기본적인 레이저입니다. 또 어븀-야그 레이저도 피부과 치료에 많이 이용되는데, 이 두 레이저는 피부의 물 분자에 흡수되어 세포를 증발시켜 병변을 제거합니다. 다시 말해 피부 조직을 기체로 만들어 날려버리는 거죠. 차이점은 탄산가스 레이저는 피부 깊숙한 곳까지 침투해서 조직을 증발시키고, 어븀-야그 레이저는 피부의 아주 얕은 부위까지만 침투한다는 거예요. 두 레이저 모두 점(색소 모반)을 뺄 때 주로 사용되는데, 탄산가스 레이저가 상대적으로 저렴한 가격대라서 피부과에서는 더 많이 사용됩니다. 탄산가스 레이저만 가지고도 점을 빼는 데 큰 무리는 없지만 시술 시간이 많이 걸리는 단점이 있어요. 어븀-야그 레이저로 점을 하나 제거하는 데 10초가 걸린다면 탄산가스 레이저는 1분 정도 걸립니다. 아픔을 느끼는 시간에서 차이가 많이 나죠. 어븀-야그 레이저는 몇 번만 찡그리면 시술이 끝나기 때문에 마취가 필요 없습니다. 바르는 마취약은 강한 알카리성이라서 점 몇 개 빼려다가 마취 연고 때문에 되레 피부가 벌겋게 손상될 수 있어요. 개인적으로는 바르는 마취약을 권하지 않습니다. 대신 탄산가스 레이저로 점을 없앨 경우 시간이 길어지고 아플 것 같으면 안전하게 부분 마취 주사를 놓고 하죠.

레이저 치료를 선택할 때는
눈에 띄는 효과도 중요하지만
부작용이 생길 확률이 낮은 치료법을
선택하는 것이 훨씬 중요합니다.
'하이 리스크, 하이 리턴'이라고
생각하면 딱 맞죠.

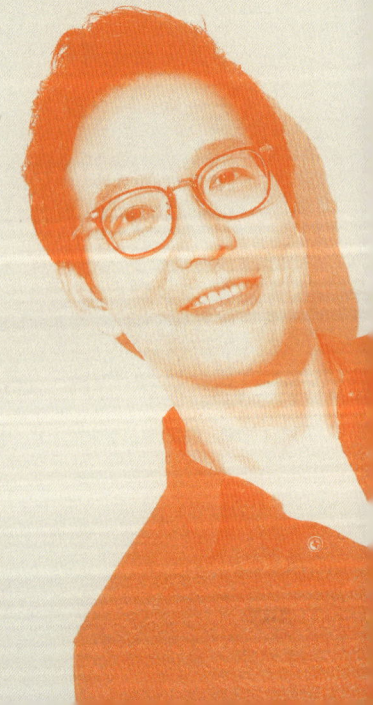

어븀-야그 레이저는 점의 크기가 2mm면 레이저 광선이 딱 2mm 직경으로 피부에 전달되기 때문에 정상 주변 조직의 손상이 거의 없습니다. 피부 표면의 검버섯을 제거할 때에도 하부의 정상 피부에는 전혀 손상을 주지 않고 검버섯만 면도칼로 걷어내듯이 제거할 수 있어요. 마찬가지로 피부 표면의 점이나 잡티를 없앨 때도 원하는 깊이까지만 싹 도려내는 거예요. 흉 없이 감쪽같이 없어집니다. 단, 어븀-야그 레이저는 병변 부근의 혈관을 응고시키는 기능이 전혀 없어 시술 중에 피가 나면 지혈을 시킬 수 없어요. 이에 비해 탄산가스 레이저는 주변 조직에 약간의 열 손상을 주어서 혈관을 응고시킬 수 있어요. 그래서 피가 나면 탄산가스 레이저로 지혈을 합니다.

그 외에도 탄산가스 레이저는 참 다양하게 쓸 수 있는데, 레이저 직경을 0.8mm까지 아주 가늘게 해서 바늘 침처럼 막힌 모공에 구멍을 뚫어 여드름을 깔끔하게 짜낼 수 있습니다. 또 직경을 2mm로 크게 만들어 강한 에너지를 사용하면 한관종 같은 피부 깊은 곳에 있는 양성 종양을 없앨 수 있어요. 점이나 검버섯, 한관종 등의 병변들은 치료 후에 재발될 수 있어요. 이럴 땐 두 달 정도 지나서 피부가 어느 정도 회복되면 마음 편하게 한 번 더 빼면 돼요.

레이저 치료 후 발생하는 색소 침착은 동양인에게는 어쩔 수 없는 숙명과도 같은 겁니다. 동양인 피부의 특징이 레이저를 쪼이고 나면 멜라닌 세포가 자극을 받아 멜라닌 색소를 더 많이 만들어서 진한 갈색의 색소 침착을 만들어요. 그래서 레이저 시술을 받고 나서 색소 침착이 생기면 '생길 게 나한테 생겼구나, 몇 달은 고생해야 되겠구나' 하고 마음 편하게 생각하세요. 그러니까 얼굴에 검버섯이 많아서 고민이다, 점이 보기에 흉하다 생각되면 테스트 목적으로 한두 개만 먼저 제거해보세요. 그래서 색소 침착이 남지 않으면 안심하고 나머지를 제거할 날을 잡으세요. 한두 개를 먼저 해봤는데 색소가 침착되면 추후 경과를 관찰하면서 진지하게 생각해보는 겁니다. 색소 침착이 얼마나 가는지, 이걸로 마음이 얼마나 상하는지, 아니면 회복되는 과정이 견딜 만한지, 직접 한두 개 겪어본 후에 나머지 치료를 할지 안 할지 신중하게 결정하면 됩니다.

20년 전에 제가 처음 개업할 당시만 해도 병원에 1억~2억 원씩 하던 이런 레이저 장비들을 갖추는 경우가 드물어서 레이저 시술을 받으려면 장비가 있는 병원으로 일부러 찾아가야 했어요. 요즘은 레이저 장비들이 워낙 보편화되고, 또 고가의 레이저 장비의 기능을 재현하면서도 싸고 질 좋은 복제품이 많이 만들어져 있습니다. 복제품이라고 기능이 크게 떨어지는 건 아니라서 싼 복제품을 갖춘 병원들은 치료비를 싸게 할 수 있게 되었죠. 그렇기 때문에 시술을 원하는 의료 소비자는 '비용 대비 효과'가 좋은 곳을 고르면 됩니다. 꼭 오리지널 레이저 장비를 가지고 있어야 한다고는 생각하지 않아요. '억' 소리 나는 차를 운전해도 음주 운전을 하면 사고가 나고, 값싼 차를 운전해도 정신을 똑바로 차리고 안전 운전을 하면 목적지까지 안전하게 갈 수 있어요. 반드시 비싼 병원이라고 다 좋은 것도 아니고 그렇다고 너무 싼 것만 찾다 보면 초보 운전자를 만날 수도 있죠. 적절한 장비에 경험 많은 의사의 시술을 받는다면 가장 좋고, 치료비는 그에 상응하게 적절하게 부담하면 됩니다. 여하튼 레이저 시술 비용이 이전보다 훨씬 싸졌다는 것은 사실입니다.

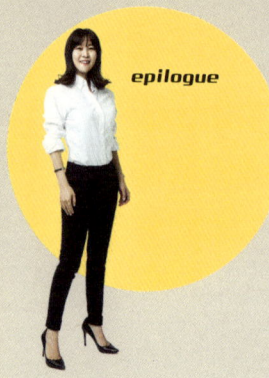

epilogue

아는 것보다 중요한 것은 '알고 나서 해보는 것'

: 옥지윤

> 한겨울에 시작된 인터뷰가 꽃망울이 맺히고서야 끝이 났습니다. 인터뷰를 진행하면서 피부는 유전이고 아름다운 피부는 타고난다는 말을 받아들이는 건 어렵지 않았지만 서운한 감정은 어쩔 수 없었습니다. 타고난 이목구비가 크고 또렷한 편이 아니라는 걸 30년이나 걸려 겨우 받아들이고, 그러니 피부라도 매끈하고 투명하게 가꿔봐야겠다고 달리던 참이었는데 그것도 아니라니요. 심지어 지금껏 제가 해오던 노력과 쓴 돈들의 많은 부분이 무의미한 것들이었다는 게 좌절감으로 다가왔습니다.
>
> 그러다 가만히 생각해보니 지금 우리가 피부에 대해 가지고 있는 생각이나 느낌이 과연 피부 본래의 모습일지 의문이 들었습니다. 건강한 피부의

척도가 과연 언제부터 저 화장품 광고 속 모델처럼 윤기가 흐르고 잡티 하나 없이 뽀얀 모습이었을까요? 실제로 좋은 피부의 느낌이 촉촉하고 매끄러우며 누르면 튀어오를 듯 탱글탱글한 것일까요? 인터뷰를 하는 내내 상식이라는 이름의 편견과 선입견, 광고성 멘트들을 끊임없이 내뱉는 저를 발견하며 깜짝 놀랐던 적이 한두 번이 아닙니다.

본질을 안다는 건 어떤 관점을 들이대지 않고 대상을 있는 그대로 바라보는 것임을 다시 한 번 깨닫습니다. 피부에 관해서도 마찬가지겠죠. 피부가 가진 본래의 역할을 이해하고, 타고난 내 피부의 장단점을 받아들여 그에 맞게 행동한다는 것이 '본질'이라는 말 안에 담겨 있을 것입니다. 그래서 저는 인터뷰가 진행되는 동안 새로 아는 것만큼 실천을 해보기로 했습니다. 독자들이 이 책을 만나기 전에 제가 먼저 경험해보고자 마음먹었습니다. 가장 먼저 함익병 원장님이 제안한 대로 비누를 쓰기 시작했습니다. 세안을 할 때 비누 거품을 풍성히 내서 피부에 대고 살짝 누르듯이 가볍게 했고(눈과 입술 화장은 전용 클렌징 제품 사용), 그나마 아침에는 물로만 가볍게 세안을 했죠. 몸을 씻을 때도 얼굴처럼 따로 타월이나 스펀지를 사용하지 않고 가볍게 물 샤워만 했고요. 세안 후 화장을 하지 않을 때에는 수분 에센스와 수분 크림, 자외선 차단제만 바르는 정도로 화장품 사용을 줄였습니다. 결과는 두려워했던 것보다 꽤 괜찮은 편입니다. 우선 신기하게도 세안 직후 당기던 느낌이 오히려 사라졌고, 한겨울에도 얼굴이나 몸에 건조함을 거의 느끼지 못했으니까요. 처음에는 각질이 하얗게 일어나던 팔과 다리도 이제는 보송보송한 느낌마저 듭니다. 세안과 샤워가 가벼워지니 아침 시간이 한결 여유로워졌고요. 화장품 값이 확 줄어든 것도 좋은 점이지요. 대신 수분 크림 하나를 고르더라도 광고나 패키지에 현혹되지 않고 철학이 좋은 브랜드, 생각이 건강한 사람들이 만드는 제품인지 스스로 정보를 찾아 따져서 고르게 되었죠.

그리고 나니 이제 거울 앞에 섰을 때 눈에 들어오는 것이 피부 상태가 아니라 오히려 계속 모른 체하고 있었던 '복부 비만'이더군요. 이번에는 '제때(에만) 먹고, 제때 자고, 하루 한 시간씩 운동만 하면 따로 돈 쓸 일이 없다'고 적어 놓은 인터뷰 내용이 떠올랐습니다. 그래서 복부 비만과 저질 체력을 동시에 해결하기 위한 실천으로 매일 근처 학교 운동장 돌기와 주말 등산을 목표로 정했습니다. 집에서 가장 가까운 청계산은 이미 여러 번 다녀왔고, 이제 북한산 둘레길 13구간 정복을 도전 과제로 정해 차근차근 북한산에 오를 예정입니다. 그런가 하면 육아와 일을 함께 하다 보니 아이가 잠든 밤에 못 다한 일을 하는 건 어쩔 수 없어 여전히 밤 11시부터 자는 건 무리일 때가 있습니다. 하지만 이것 역시 아침 일찍 일어나서 일을 하는 것으로 생각을 바꾸었습니다. 새벽 1~2시에 잠들어 아침 7시에 겨우 일어나던 습관을 이제 늦어도 밤 11시에는 잠자리에 들어 새벽 6시에 일어나는 것으로요. 매번 지켜지진 않지만 그래도 이제 조금씩 몸에 배어가고 있는 듯합니다.

아름다움의 문제는 과학적이든, 감성적이든, 미학적이든 인류가 존재하는 한 완벽하게 해결을 보기 어려운 문제라는 생각이 듭니다. 앞으로도 우리 모두는 항상, 누구나 아름다움의 진과 선을 찾아가는 '과정' 위에 있겠지요. 그러니 이 과정이 헛되지 않으려면 적어도 막연히 받아들이고 있던 것들에 허점은 없는지, 당연하게 생각했던 것들이 실제로 진실에 가까운지, 누군가 대충 얼버무리고 넘어가고 있는 것은 아닌지 한 번 더 따져보는 것이 필요할 것 같습니다. 그럼 헛고생을 하거나 헛돈을 쓰거나 마음이 괜히 헛헛해질 일은 분명히 줄어들 것입니다. 그리고 이 책이 그런 '헛'된 일을 줄이는 데 조금이나마 도움이 되길 바랄 뿐입니다. 드디어 책의 마지막 장을 덮을 순간이 왔습니다. 지금까지 저희의 인터뷰를 함께 해주셔서 감사합니다.

피부에 헛돈 쓰지 마라

초판 1쇄 발행 2015년 6월 29일
10쇄 발행 2021년 7월 9일

지은이 함익병·옥지윤

발행인 이상언
제작총괄 이정아
편집장 손혜린

디자인 [★]규
사진 장호 (STUDIOABNORMAL)
일러스트 최광렬
의상 스타일링 김묘정
헤어 메이크업 여종현 가나 (아라알레스)

발행처 중앙일보에스(주)
주소 (04513) 서울시 중구 서소문로 100(서소문동)
등록 2008년 1월 25일 제2014-000178호
문의 jbooks@joongang.co.kr
홈페이지 jbooks.joins.com
네이버 포스트 post.naver.com/joongangbooks
인스타그램 @j_books

ⓒ 함익병·옥지윤, 2015

ISBN 978-89-278-0663-9 13590

- 이 책은 저작권법에 따라 보호받는 저작물이므로 무단 전재와 무단 복제를 금하며 책 내용의 전부 또는 일부를 이용하려면 반드시 저작권자와 중앙일보에스(주)의 서면 동의를 받아야 합니다.
- 책값은 뒤표지에 있습니다.
- 잘못된 책은 구입처에서 바꿔 드립니다.

중앙북스는 중앙일보에스(주)의 단행본 출판 브랜드입니다.